연탄 봉사

두 그림의 다른 부분 5곳을 찾아 동그라미 해보세요.

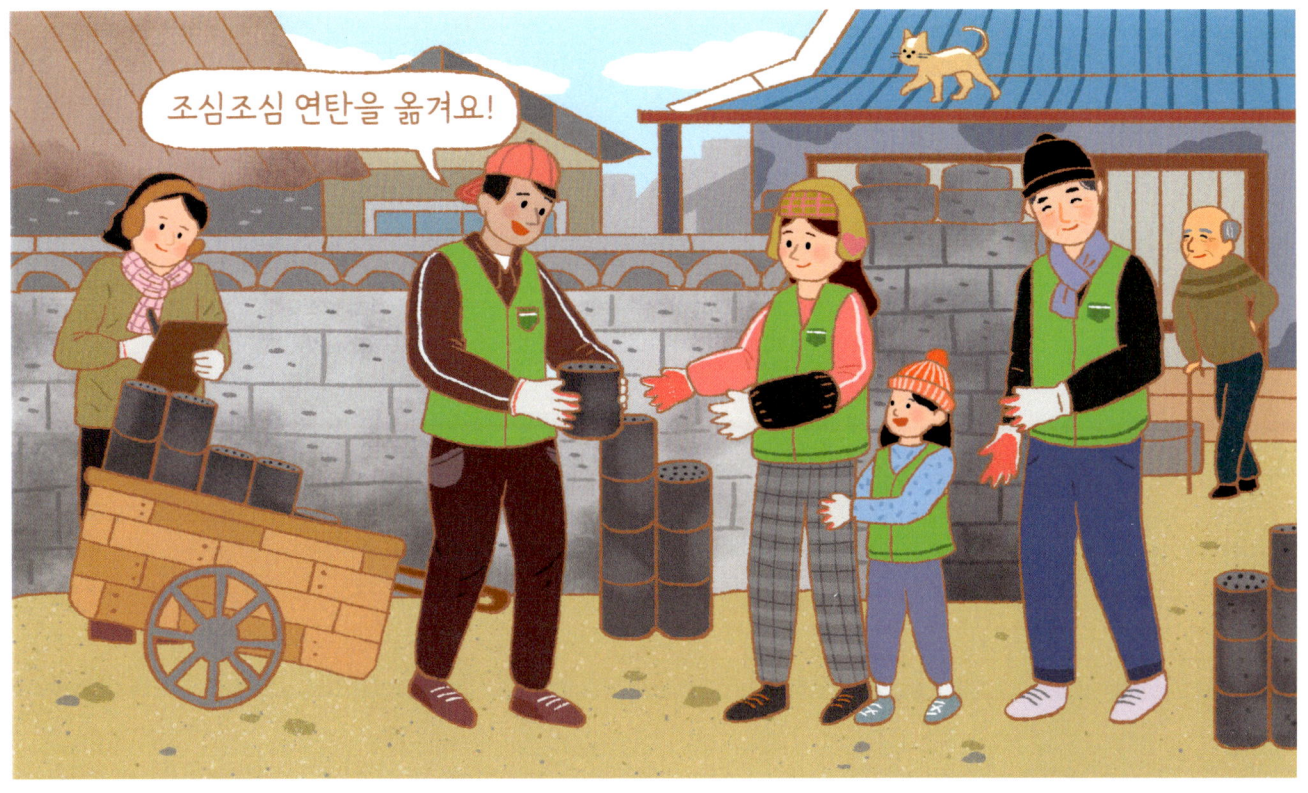

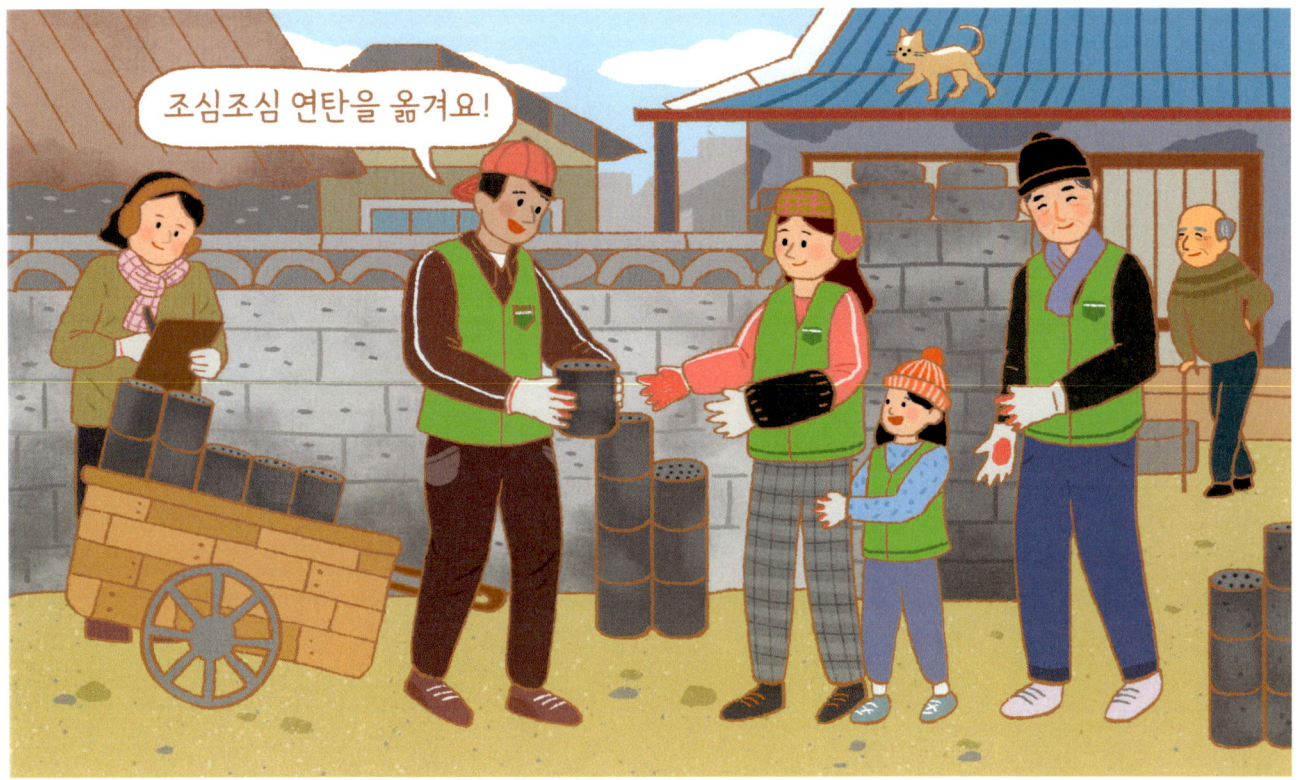

수학 시간

두 그림의 다른 부분 5곳을 찾아 동그라미 해보세요.

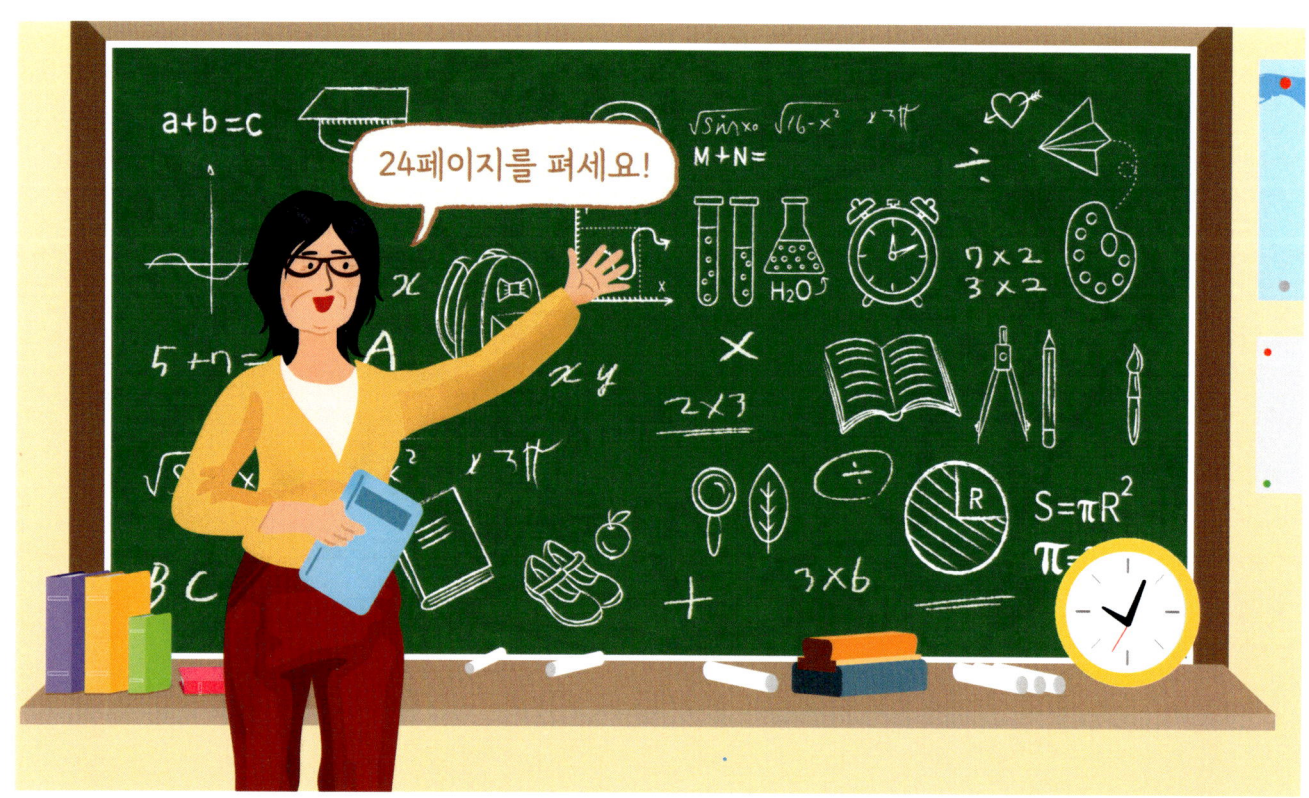

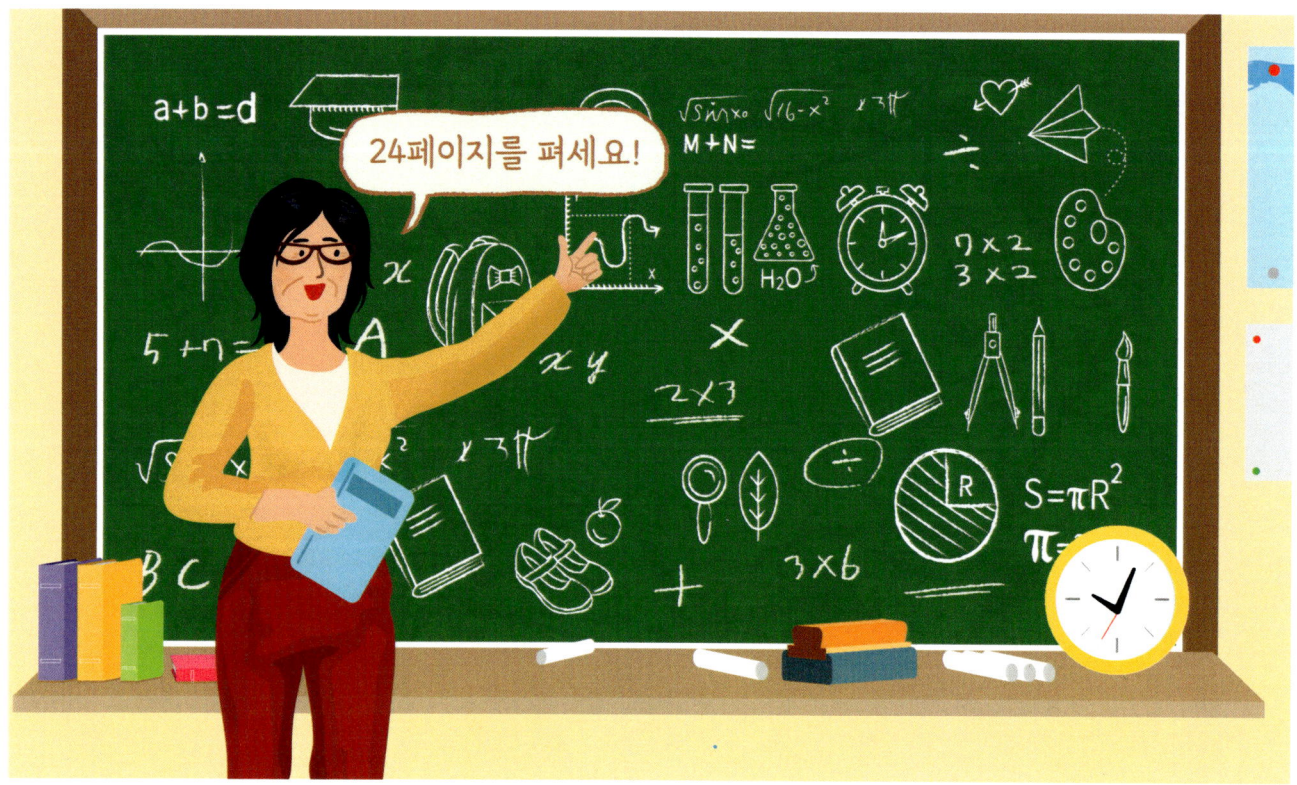

자유의 여신상

두 그림의 다른 부분 5곳을 찾아 동그라미 해보세요.

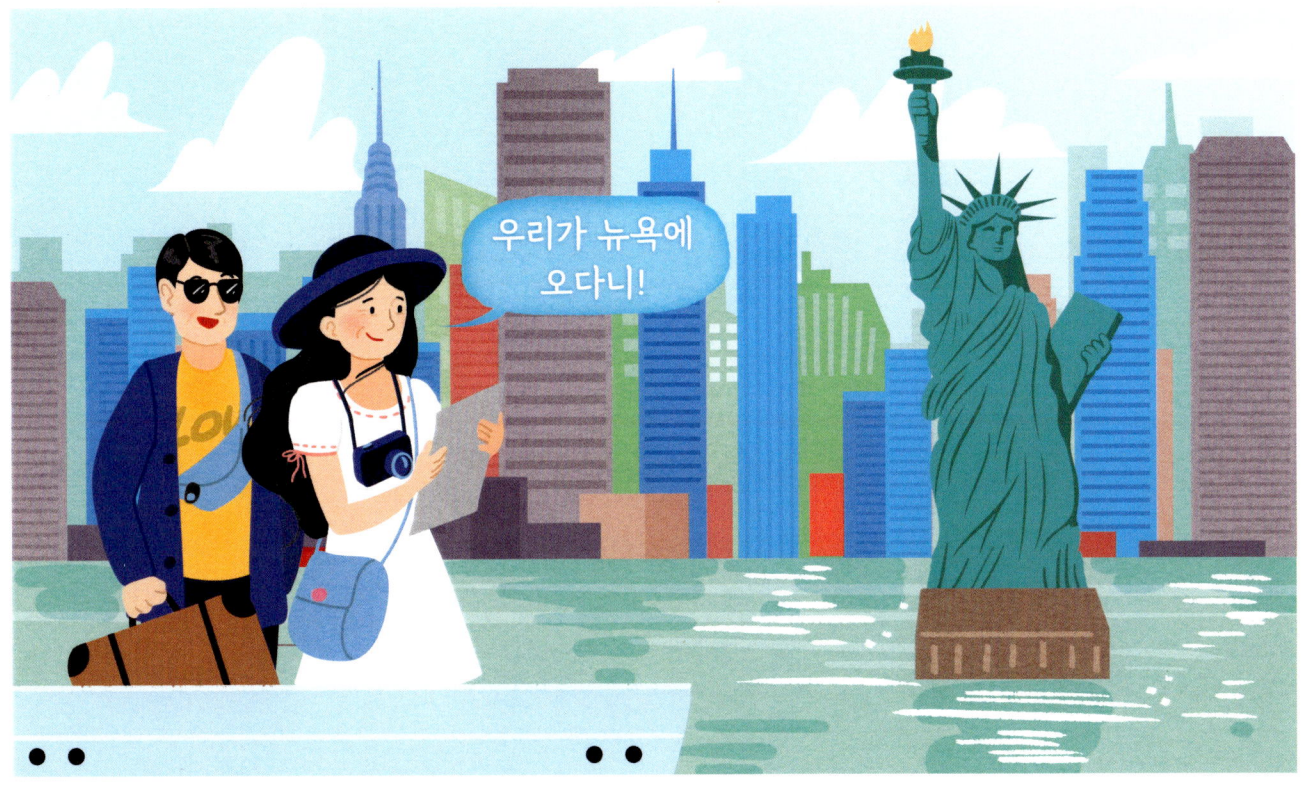

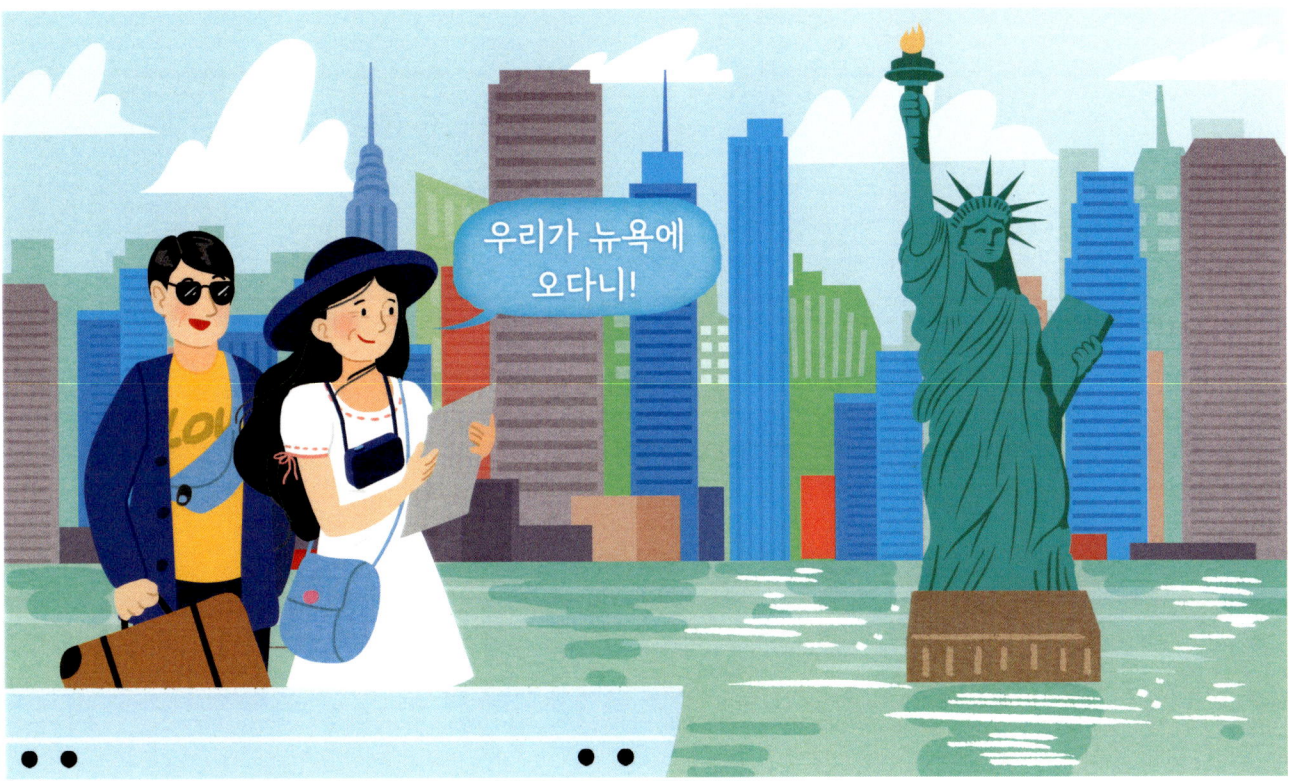

국내 여행

두 그림의 다른 부분 5곳을 찾아 동그라미 해보세요.

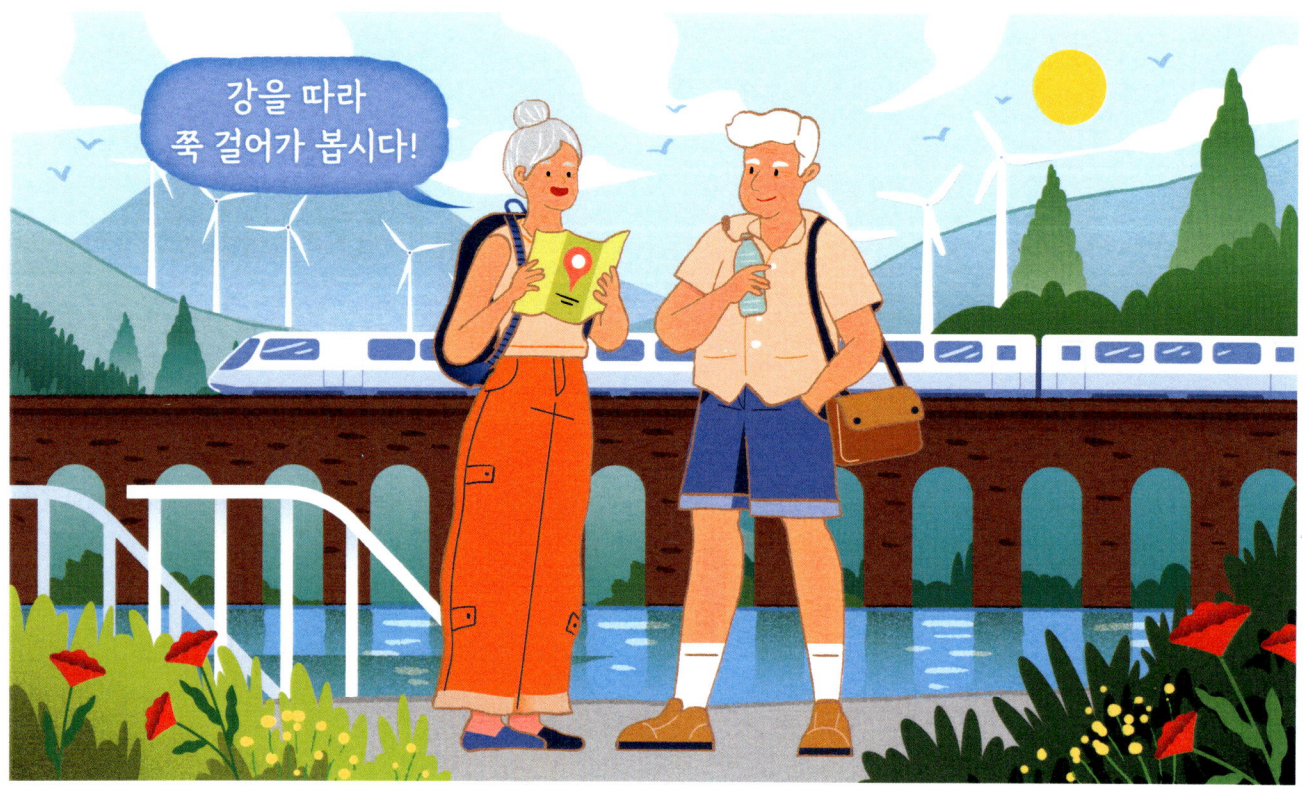

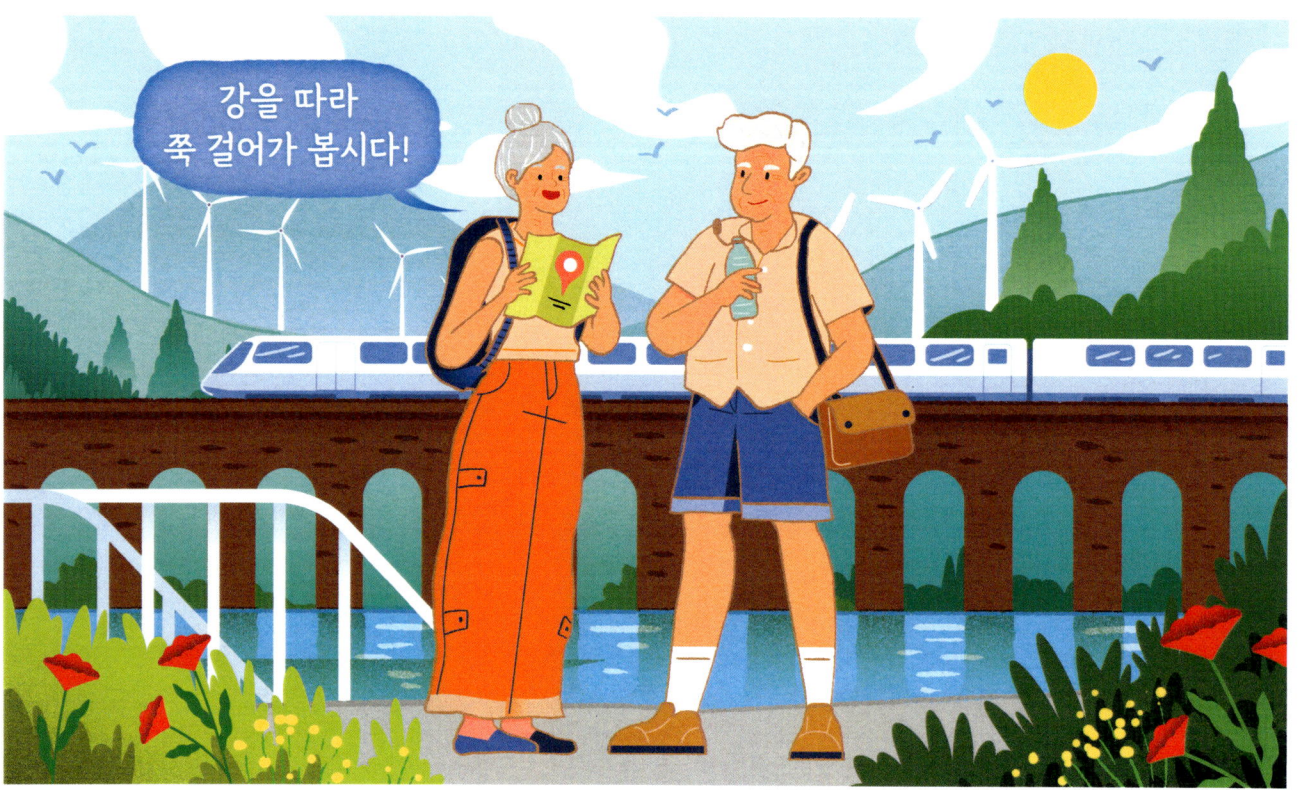

차 마시기

두 그림의 다른 부분 5곳을 찾아 동그라미 해보세요.

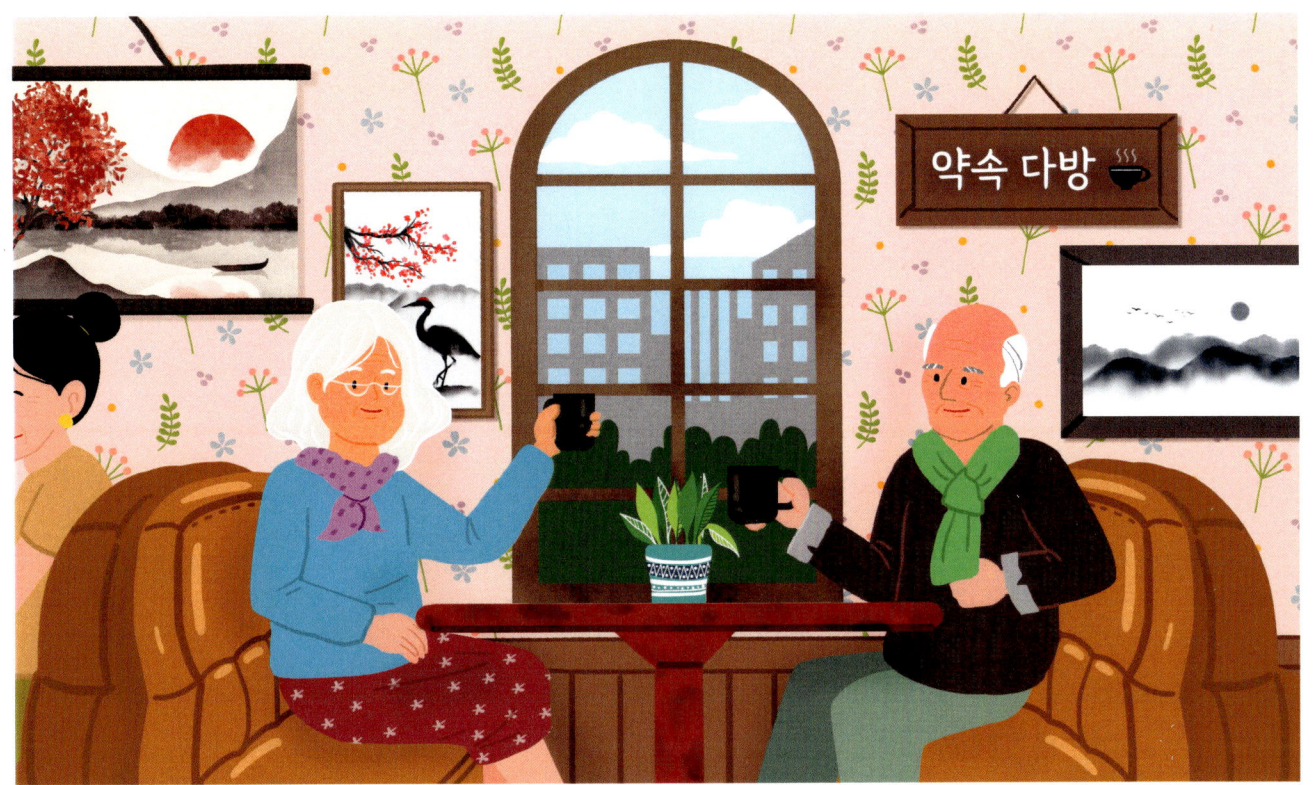

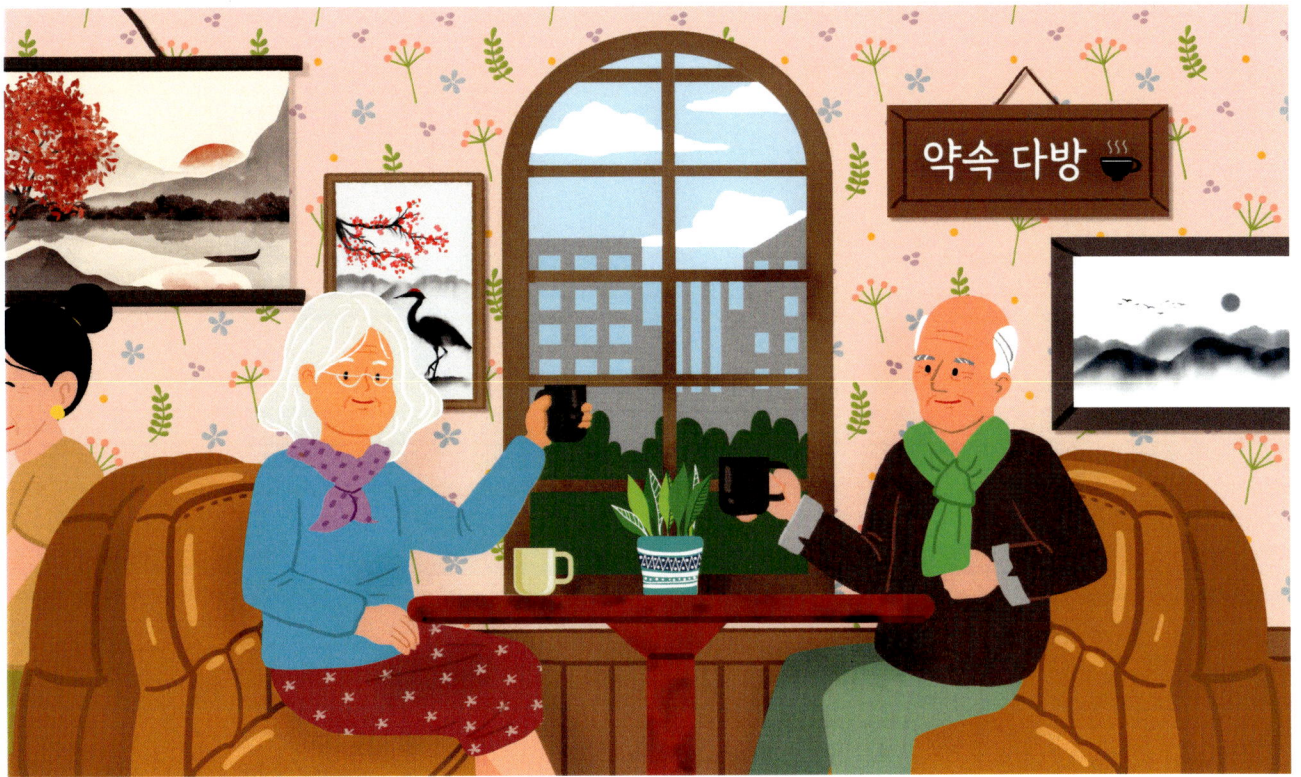

라디오 부스

두 그림의 다른 부분 5곳을 찾아 동그라미 해보세요.

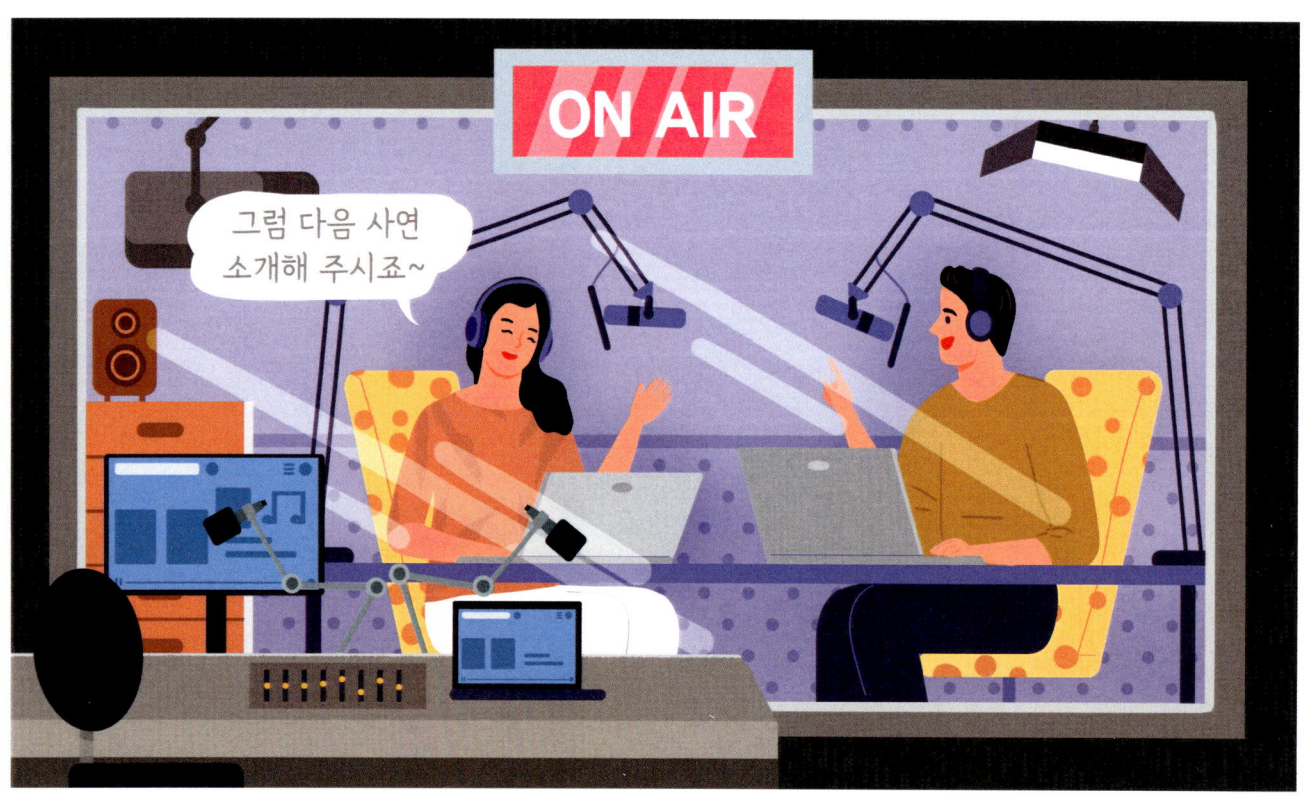

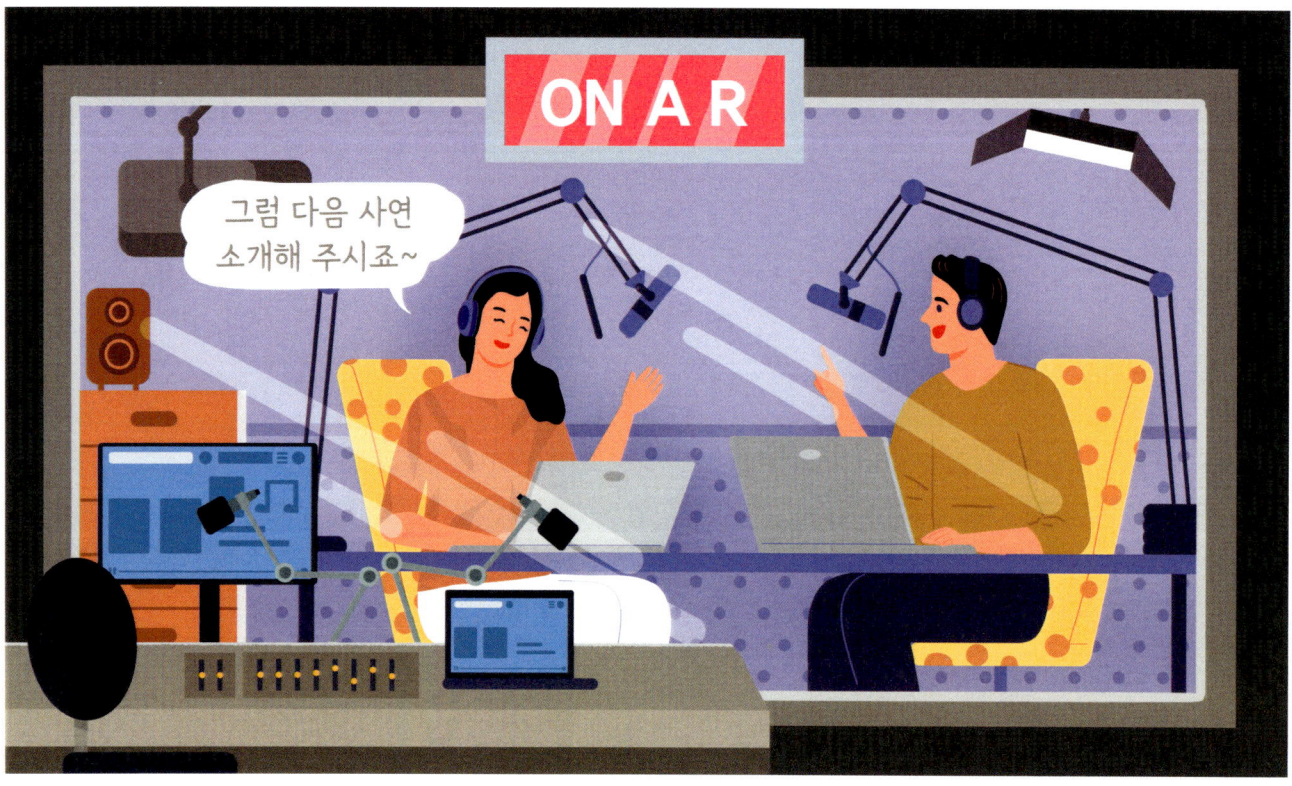

마라톤

두 그림의 다른 부분 5곳을 찾아 동그라미 해보세요.

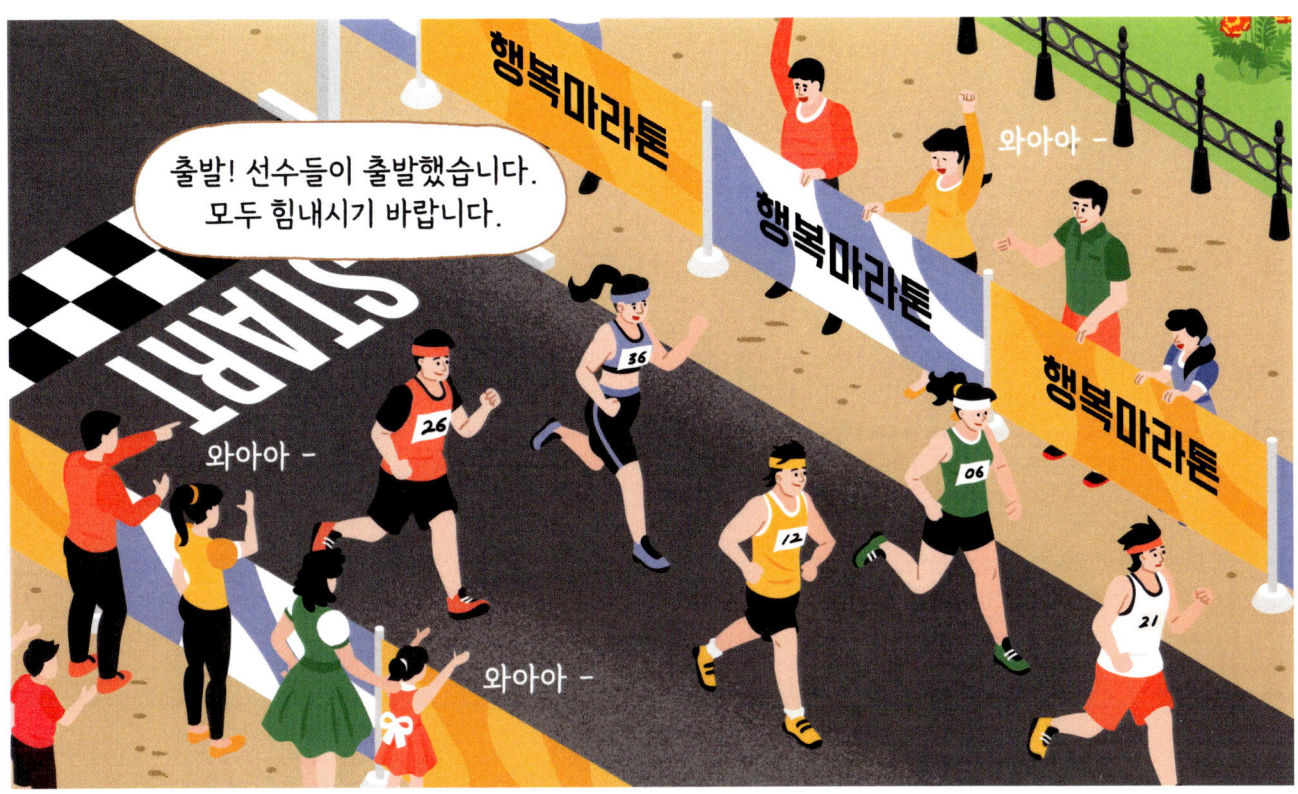

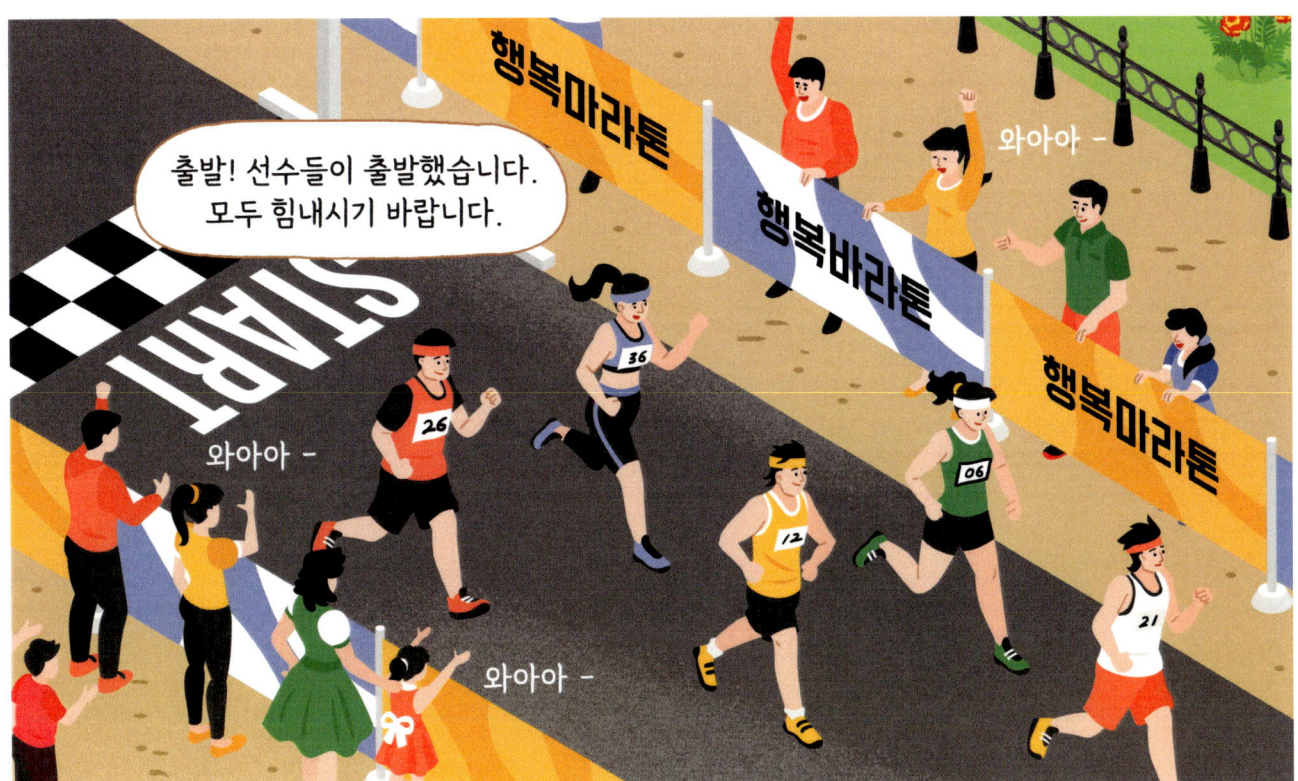

집 고치기

두 그림의 다른 부분 5곳을 찾아 동그라미 해보세요.

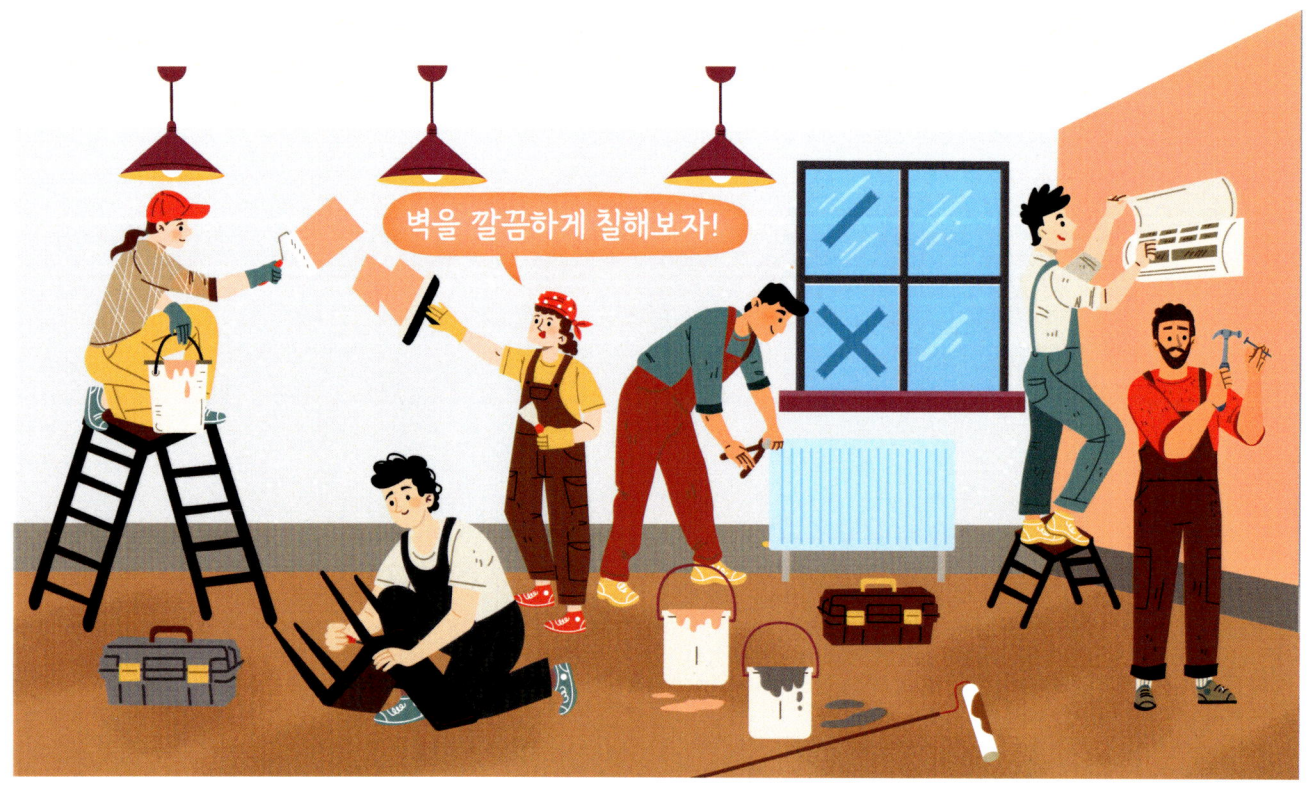

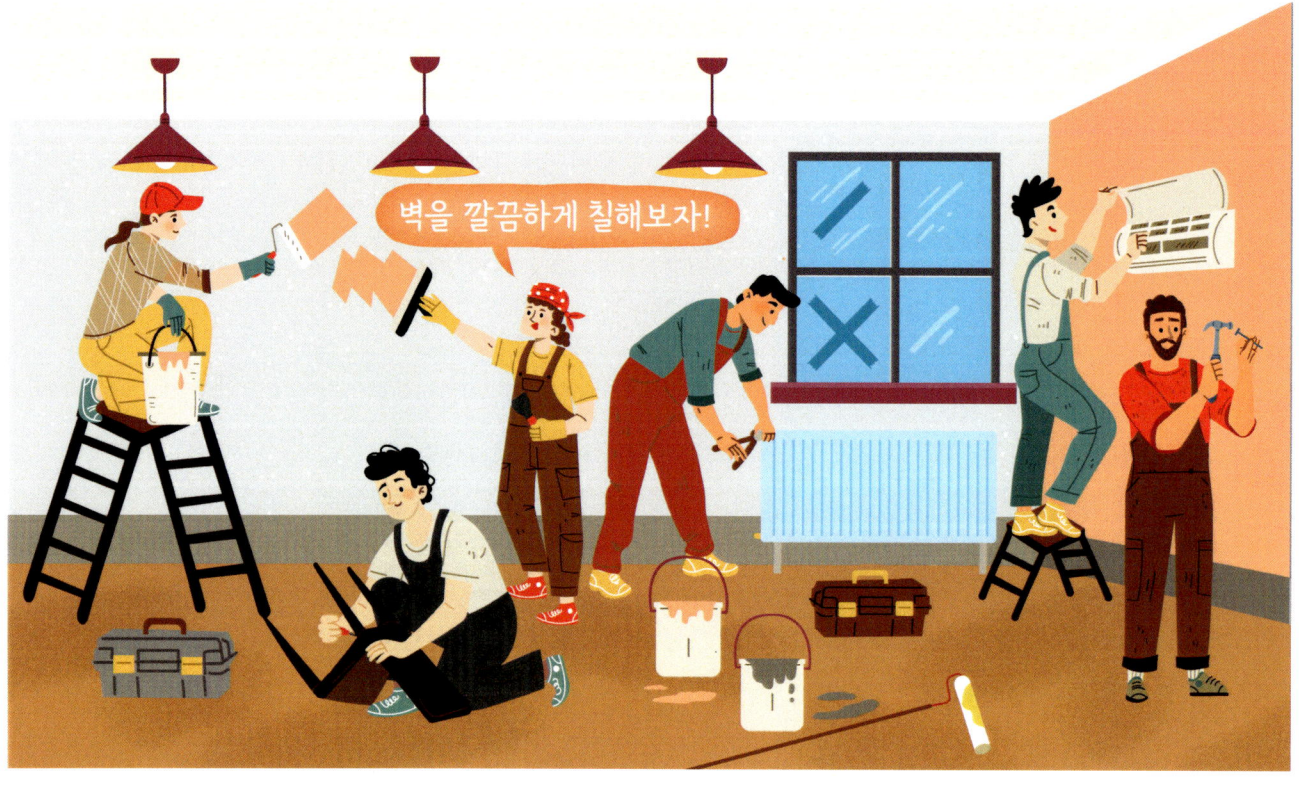

광부

두 그림의 다른 부분 5곳을 찾아 동그라미 해보세요.

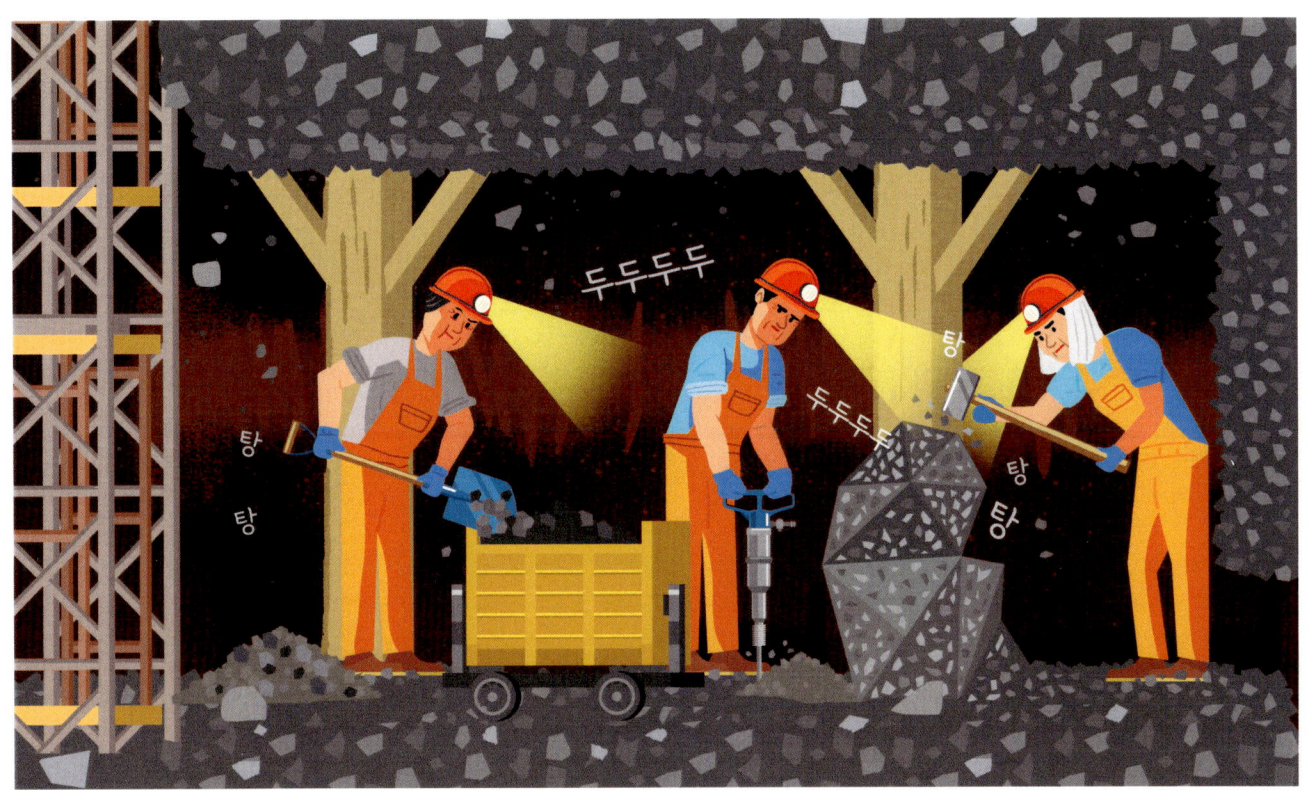

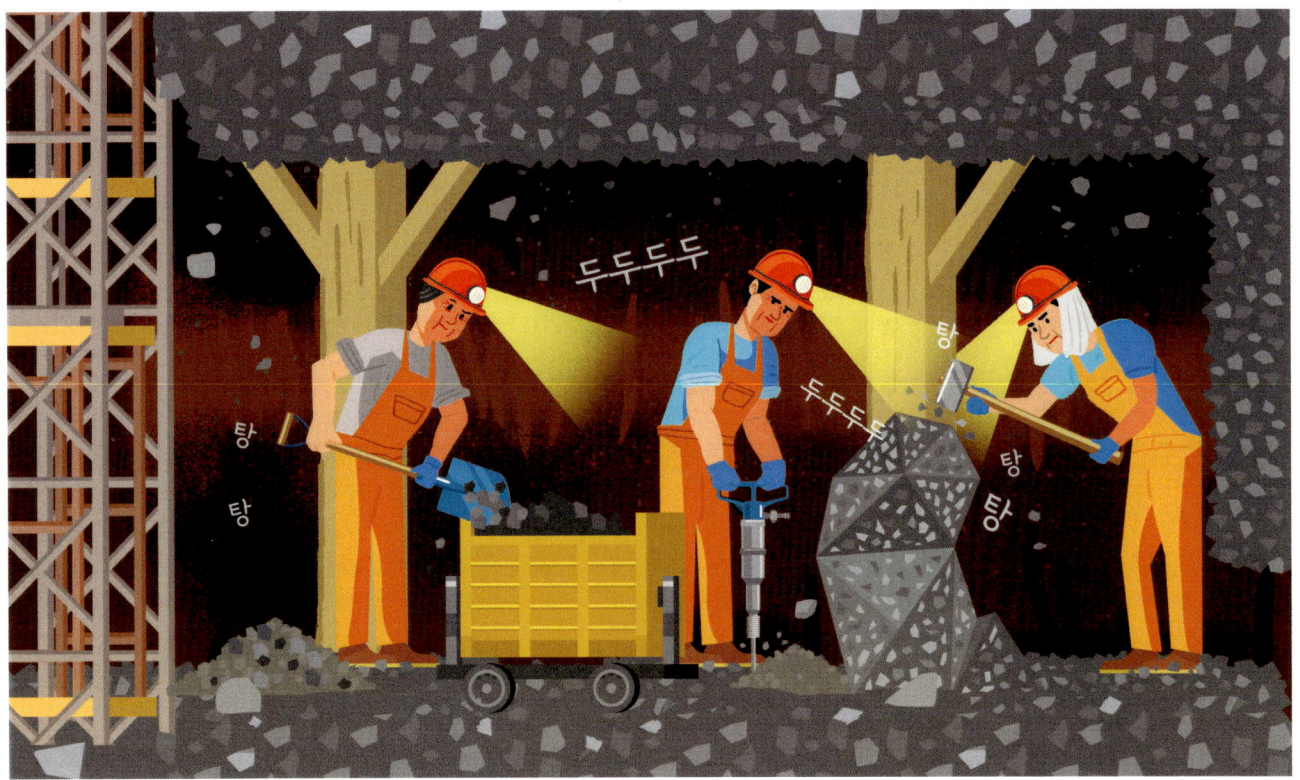

놀이터

두 그림의 다른 부분 5곳을 찾아 동그라미 해보세요.

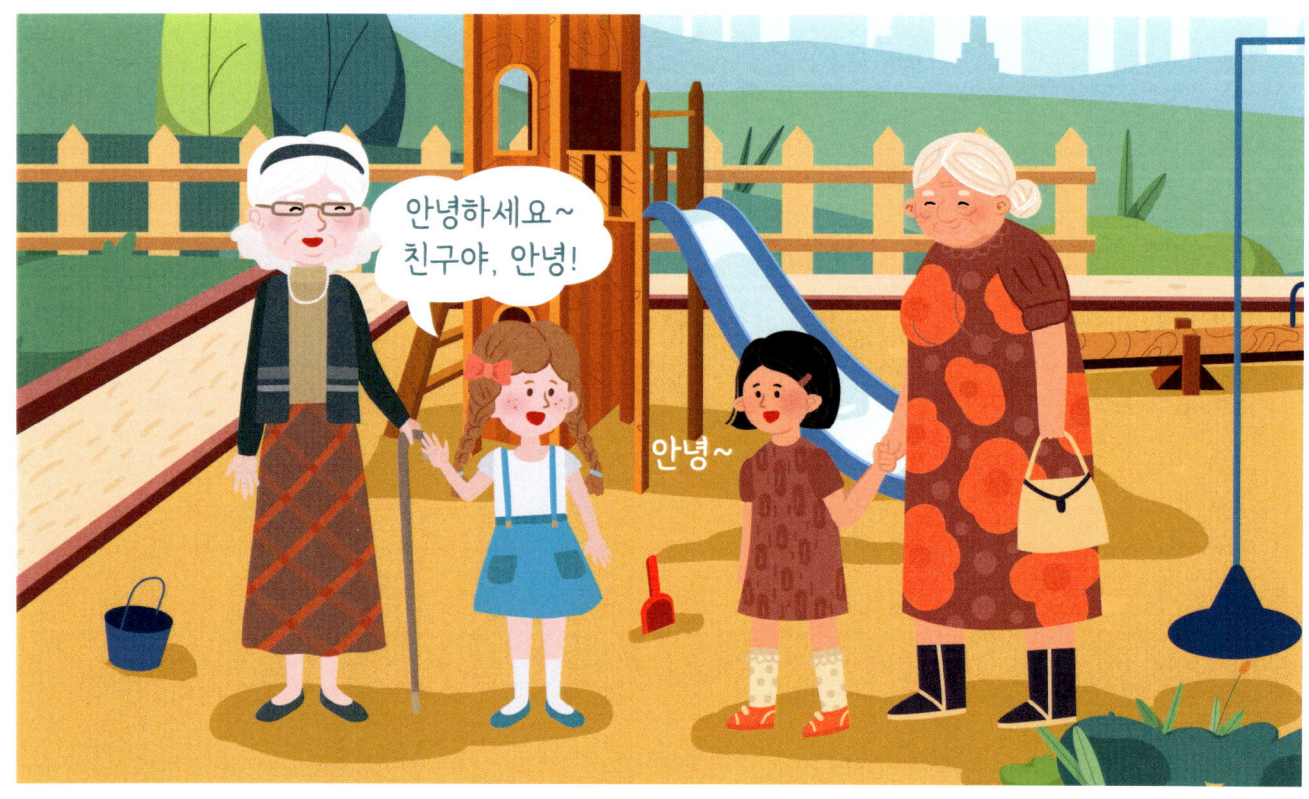

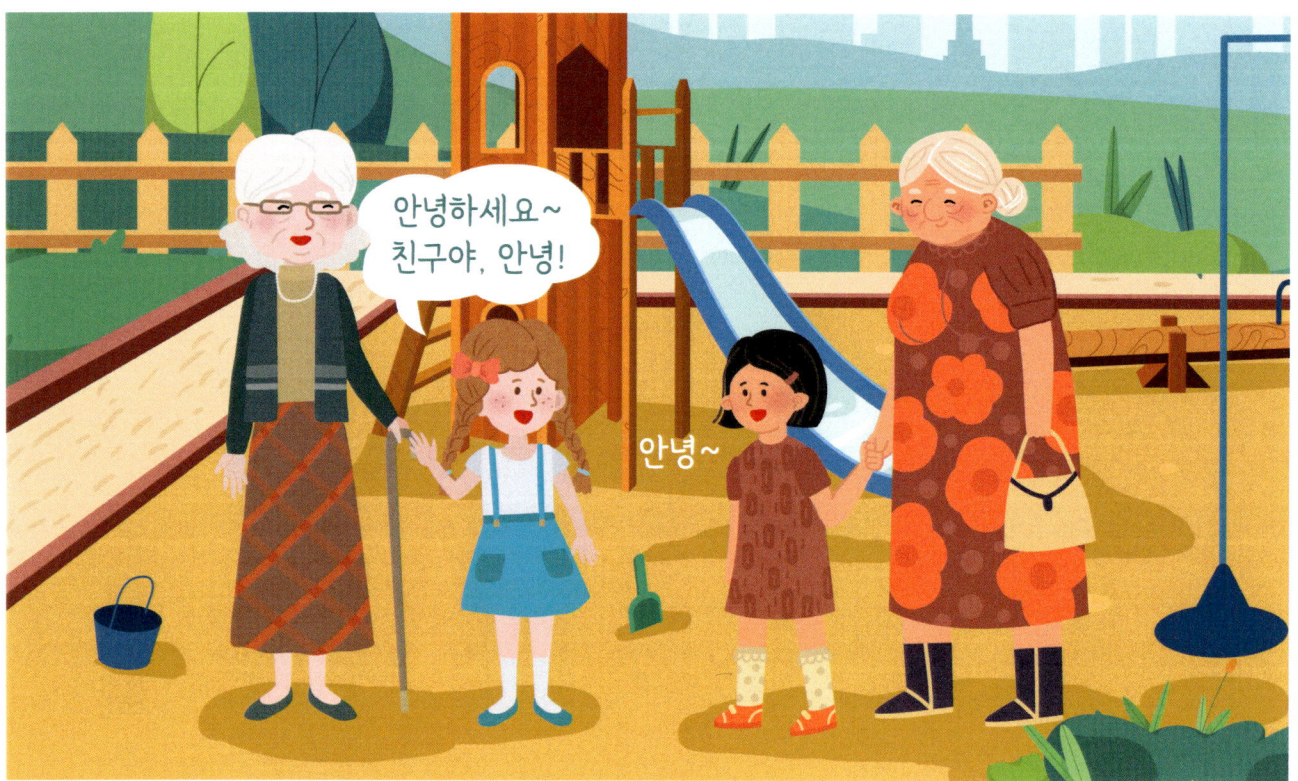

구두 수선집

두 그림의 다른 부분 5곳을 찾아 동그라미 해보세요.

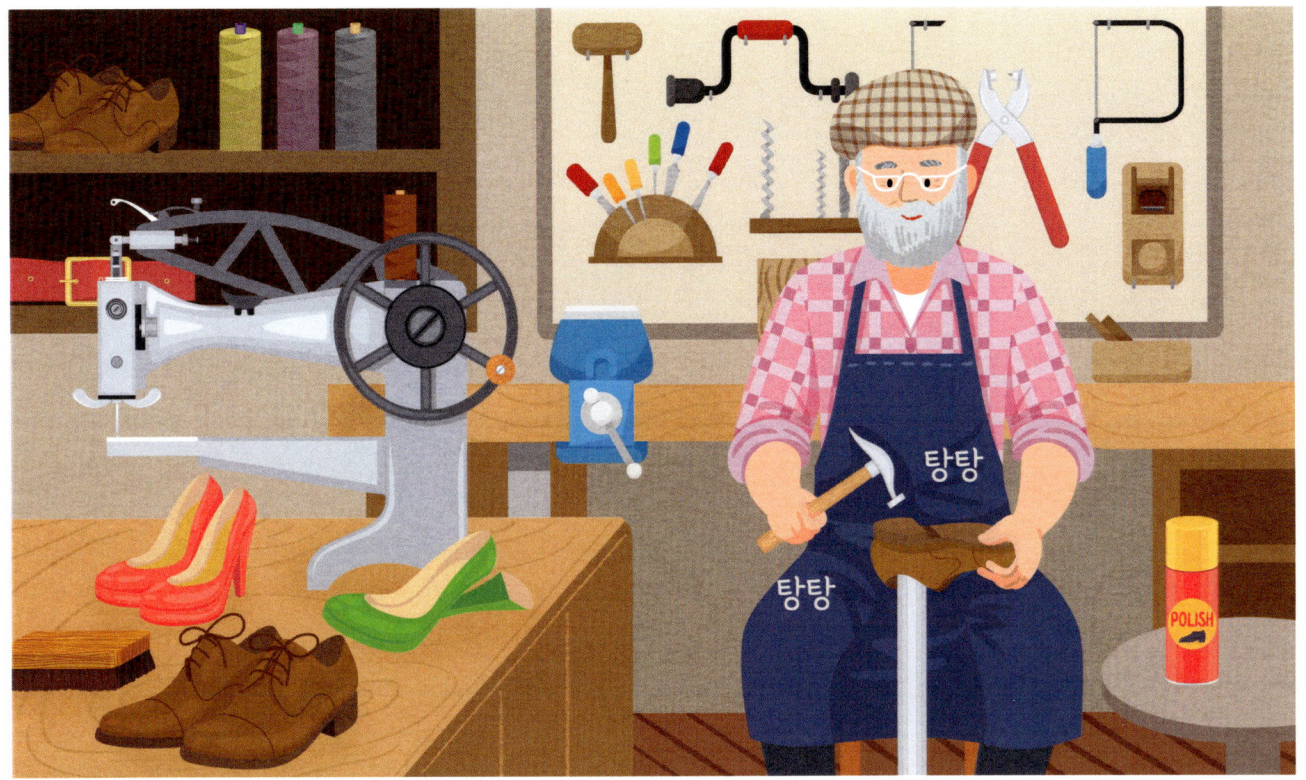

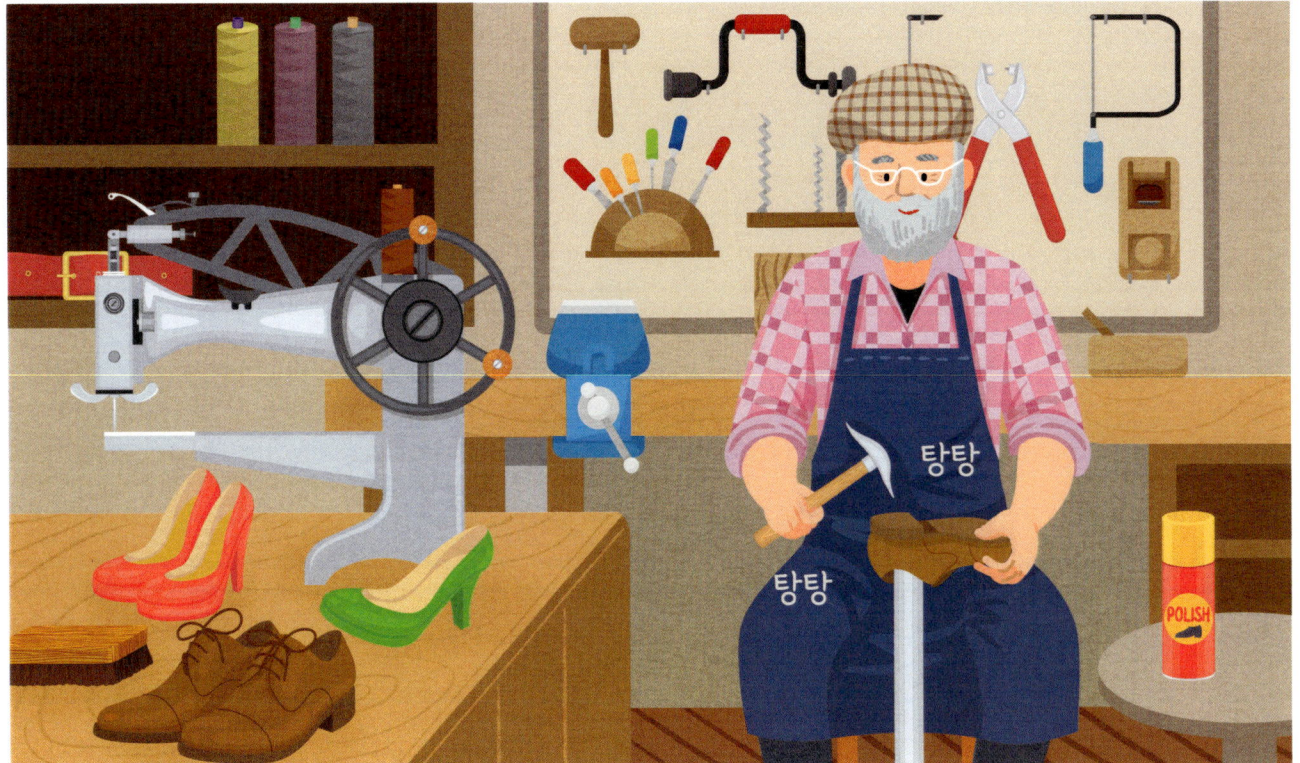

허수아비

두 그림의 다른 부분 5곳을 찾아 동그라미 해보세요.

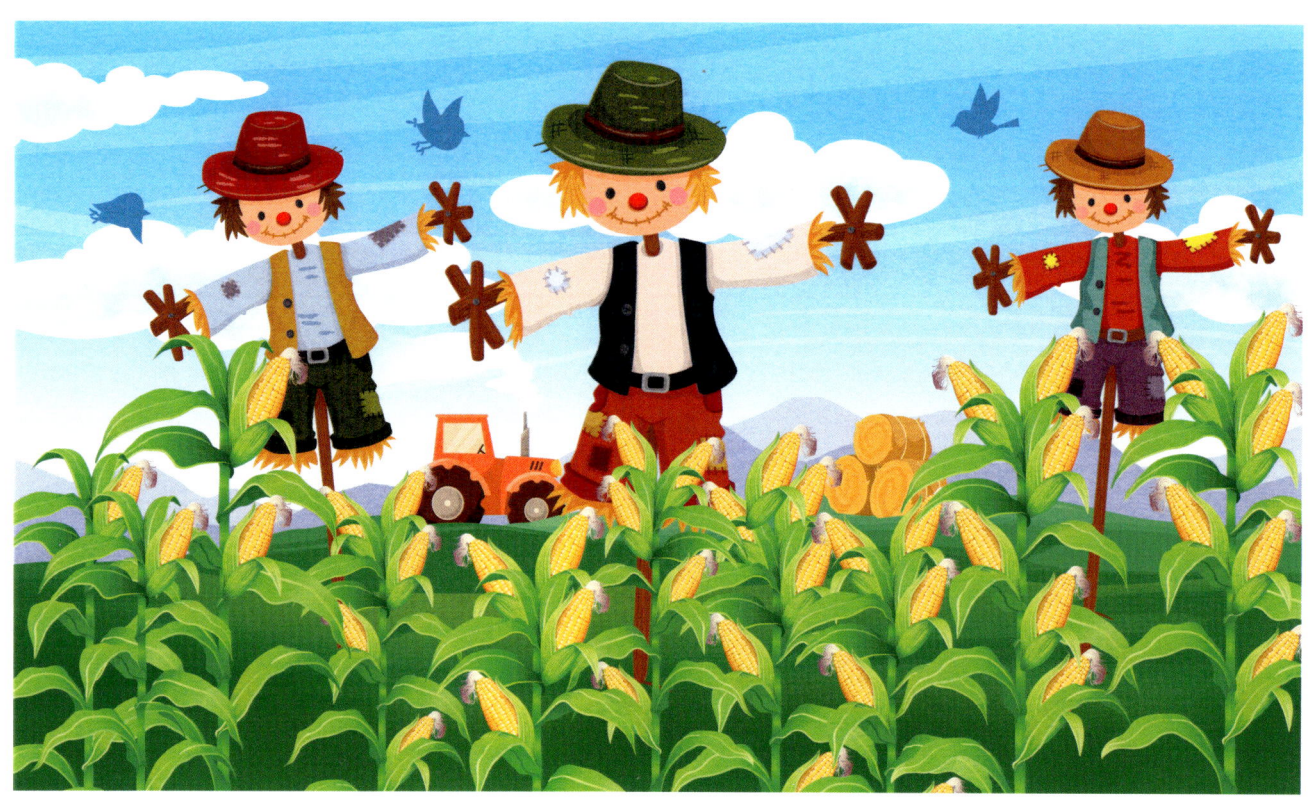

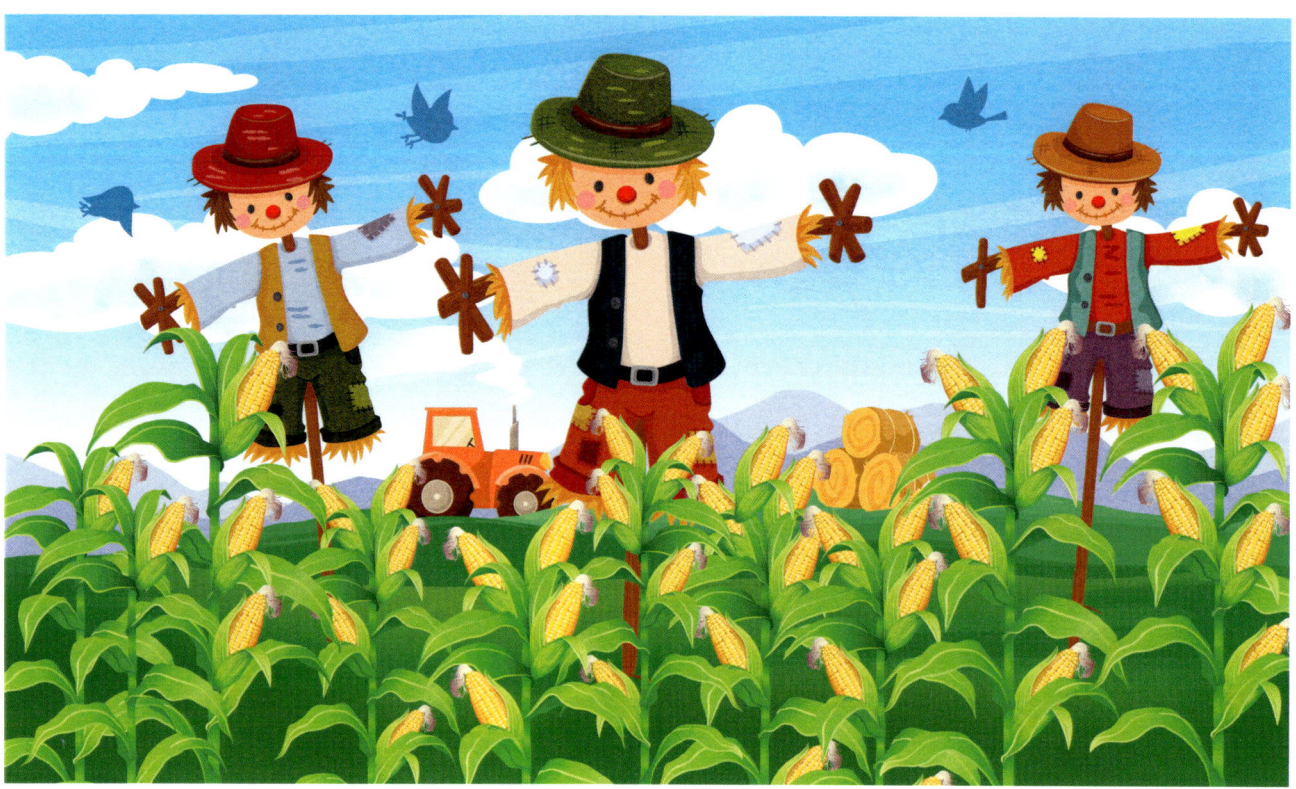

약국

두 그림의 다른 부분 5곳을 찾아 동그라미 해보세요.

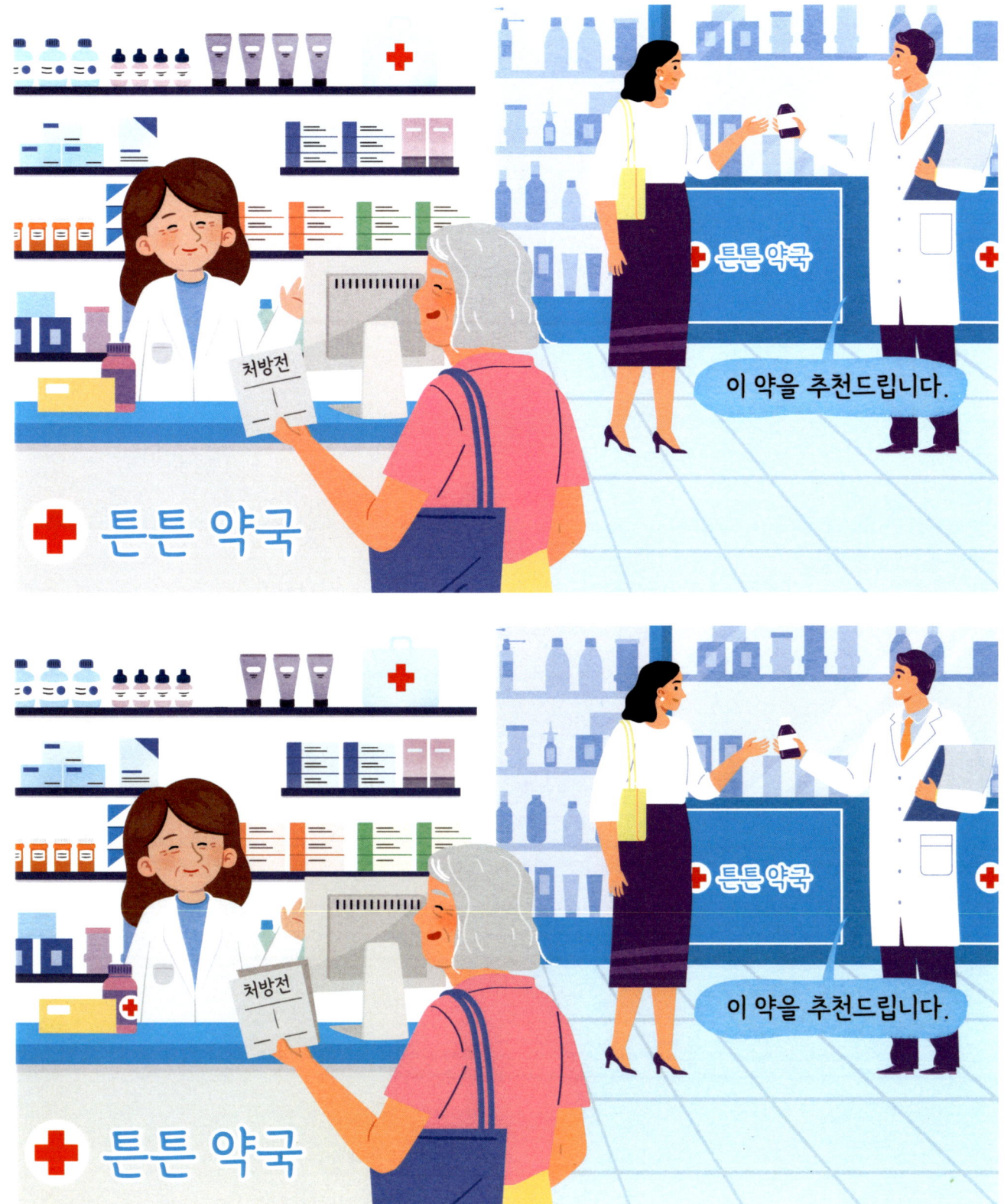

썰매 타기

두 그림의 다른 부분 5곳을 찾아 동그라미 해보세요.

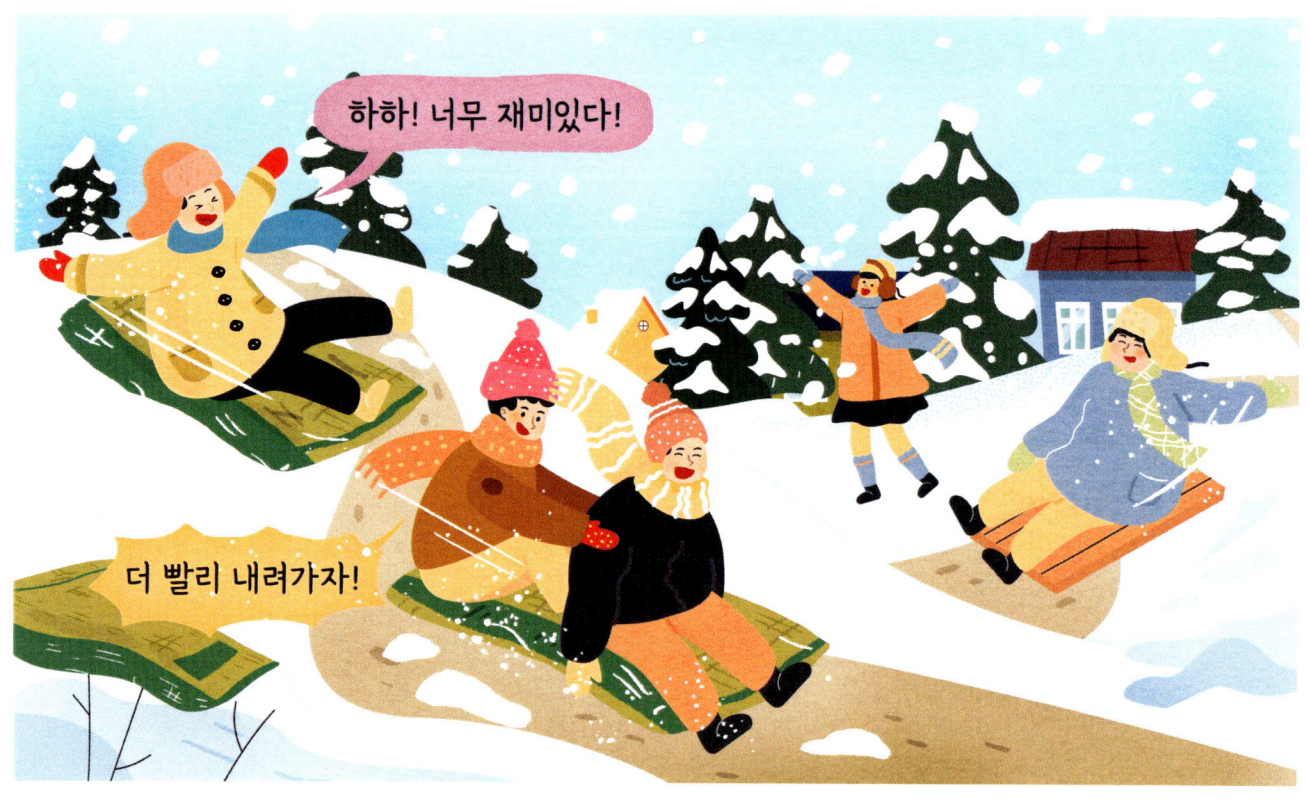

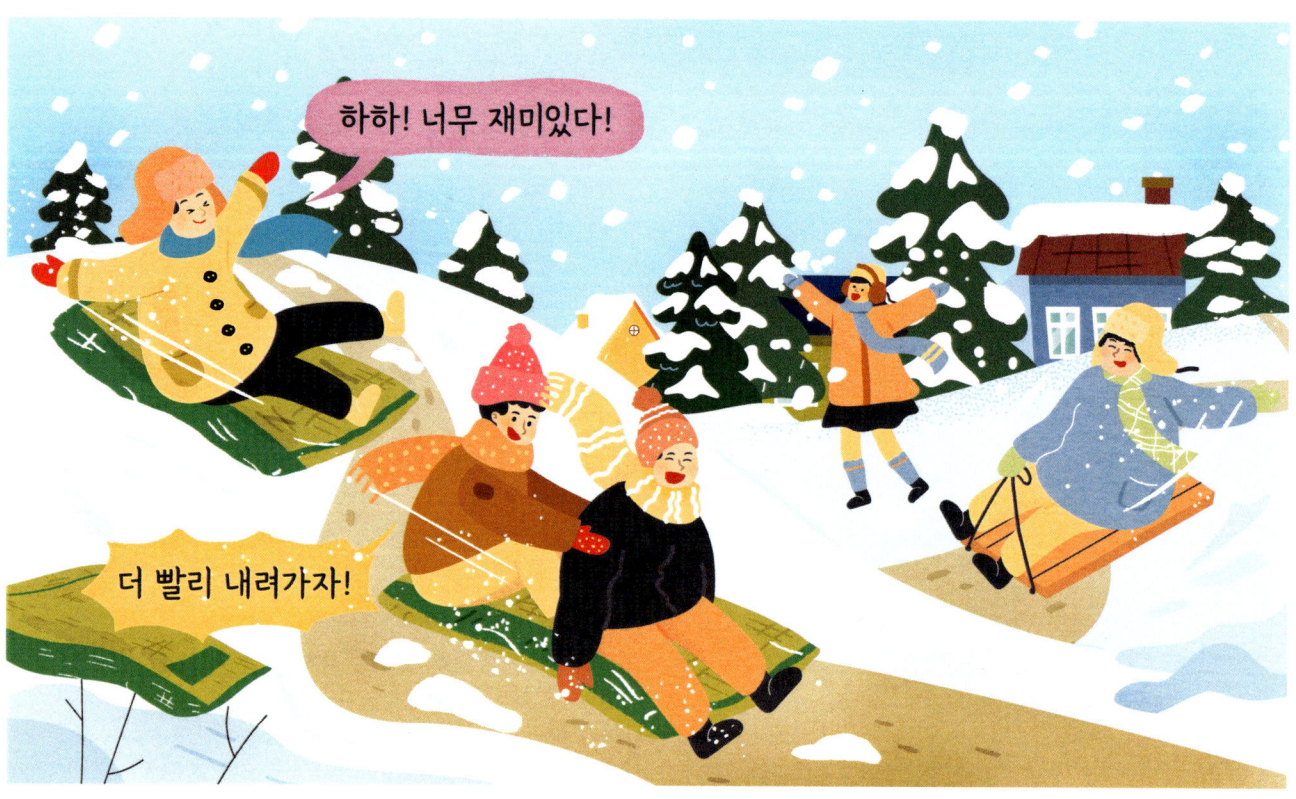

드레스 룸

두 그림의 다른 부분 5곳을 찾아 동그라미 해보세요.

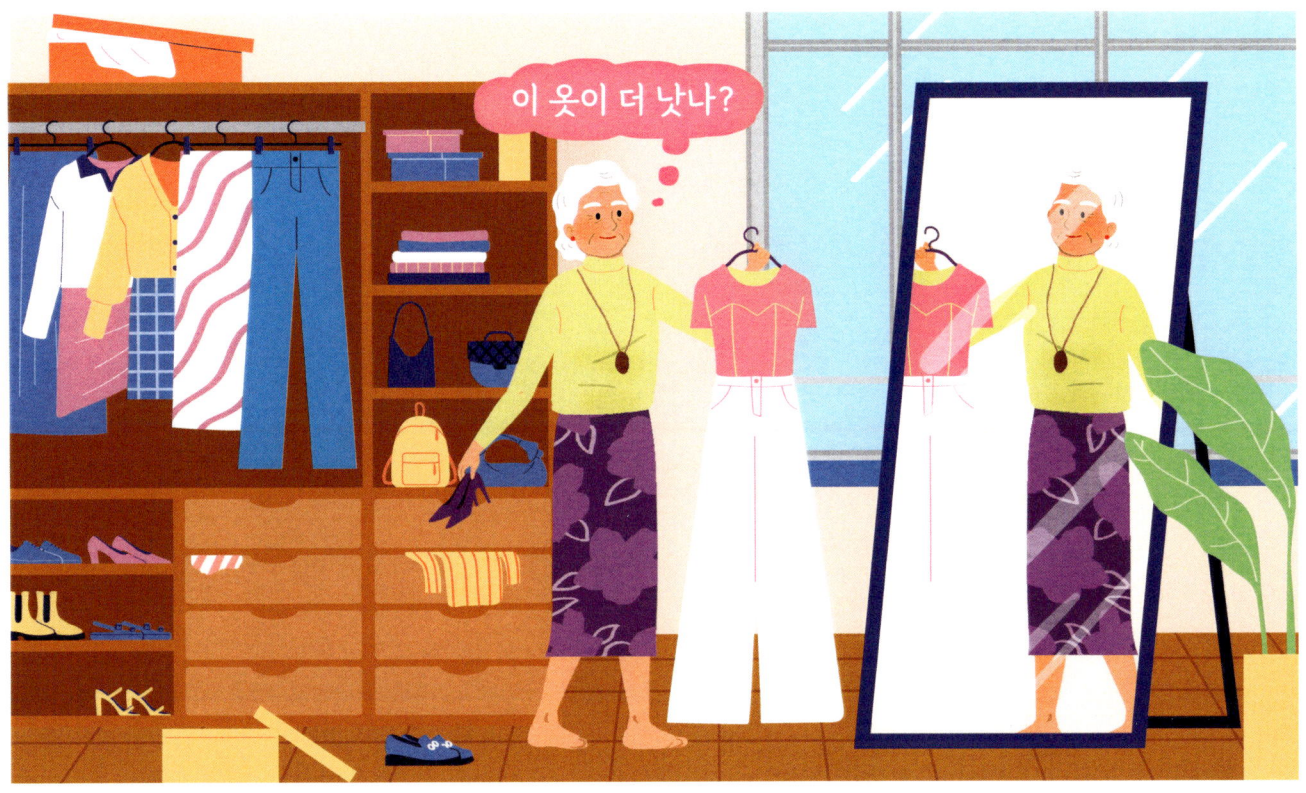

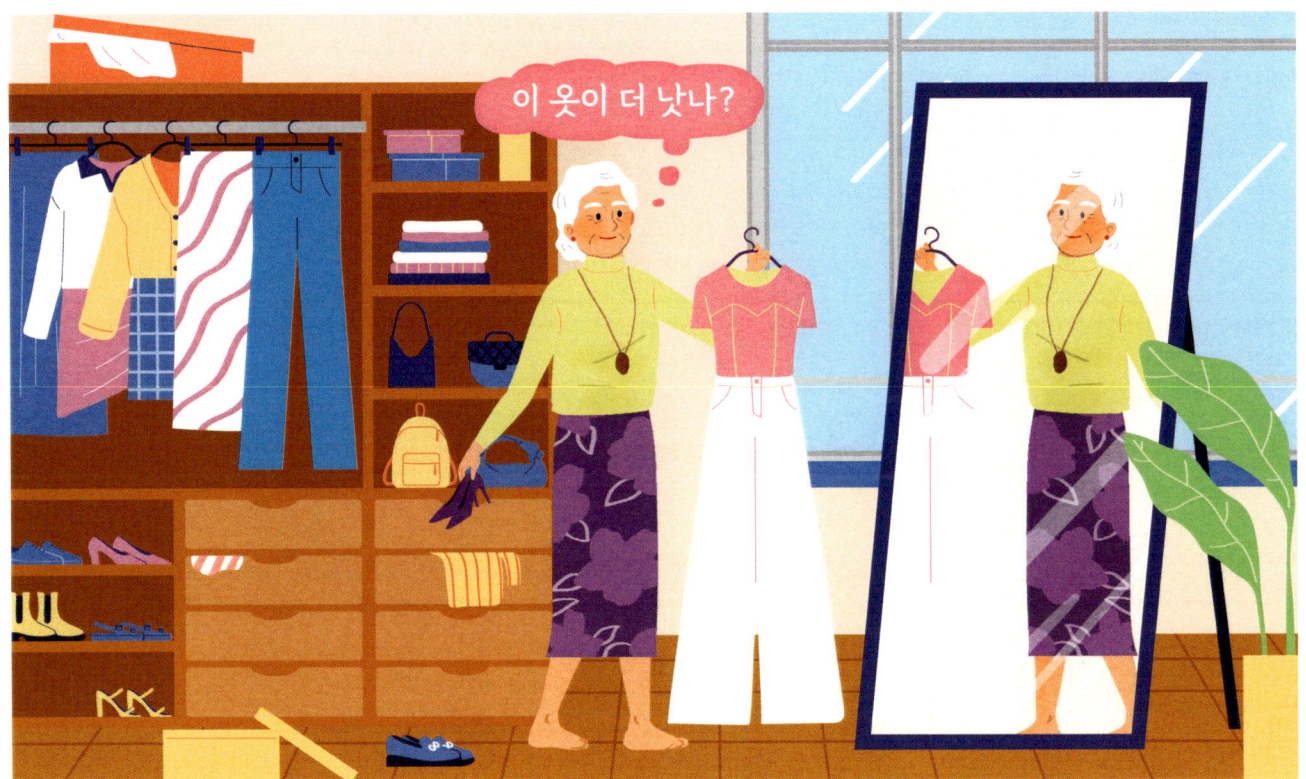

카센터

두 그림의 다른 부분 5곳을 찾아 동그라미 해보세요.

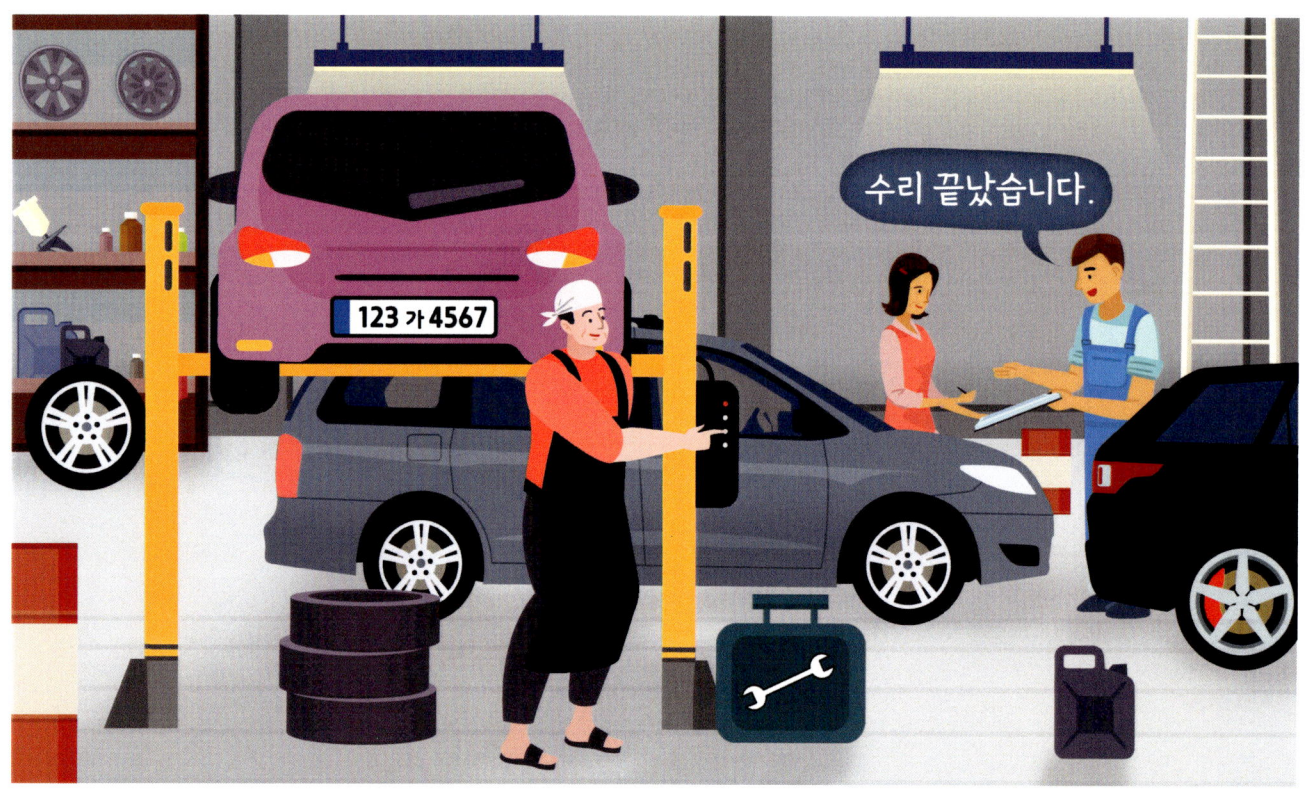

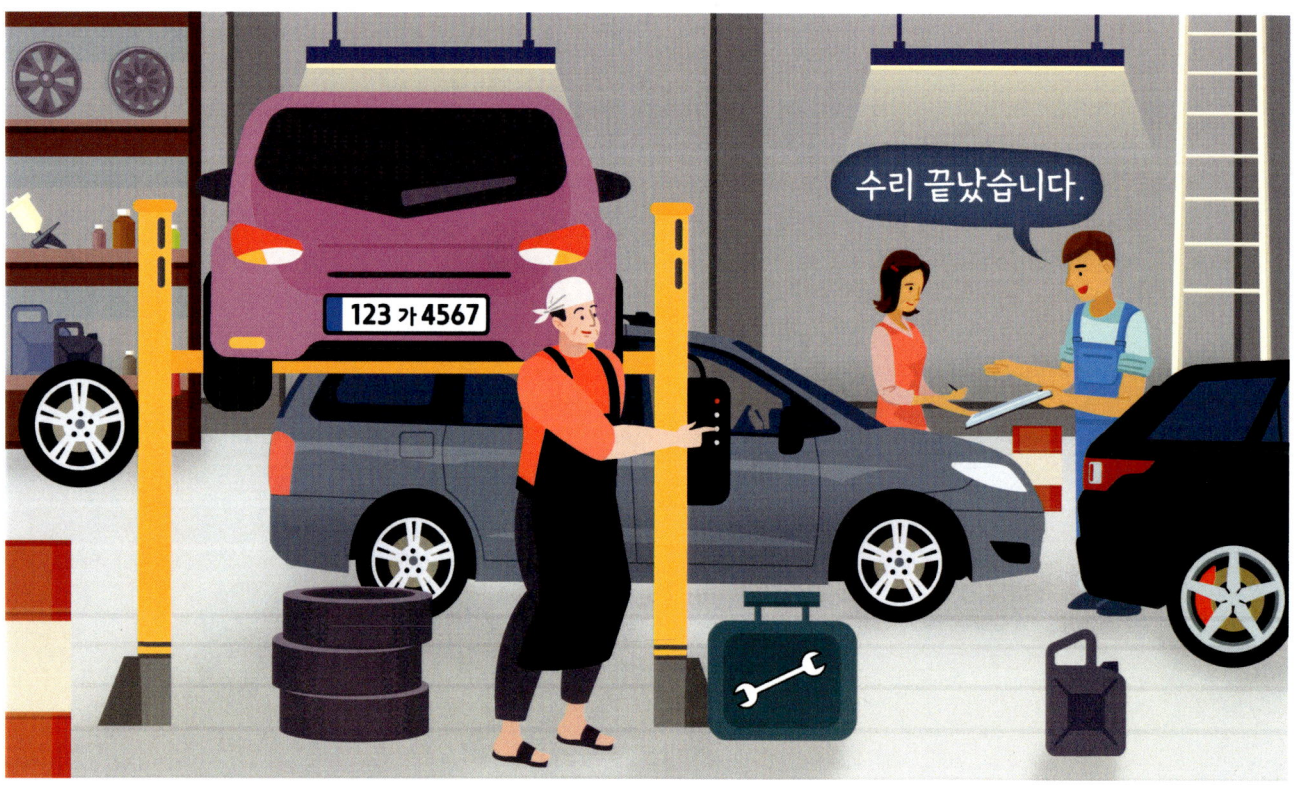

욕실 용품

두 그림의 다른 부분 5곳을 찾아 동그라미 해보세요.

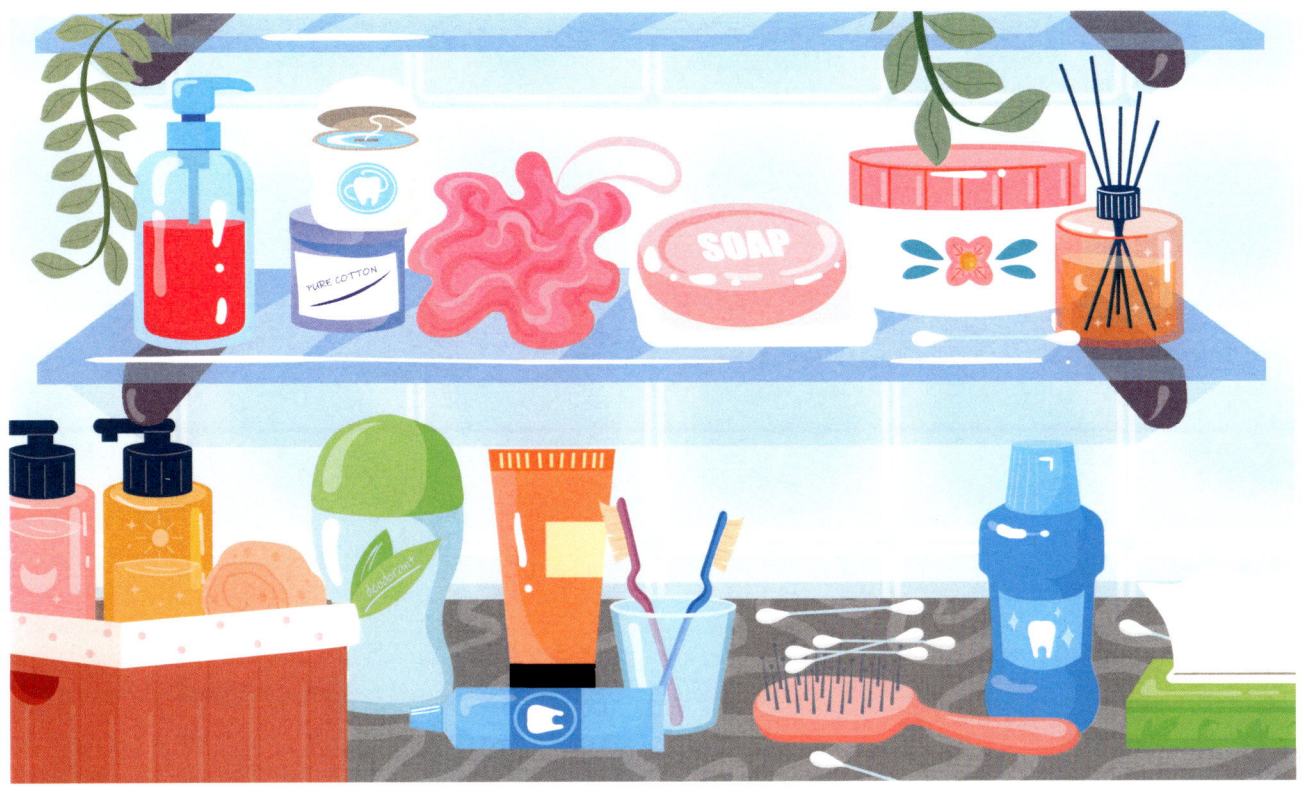

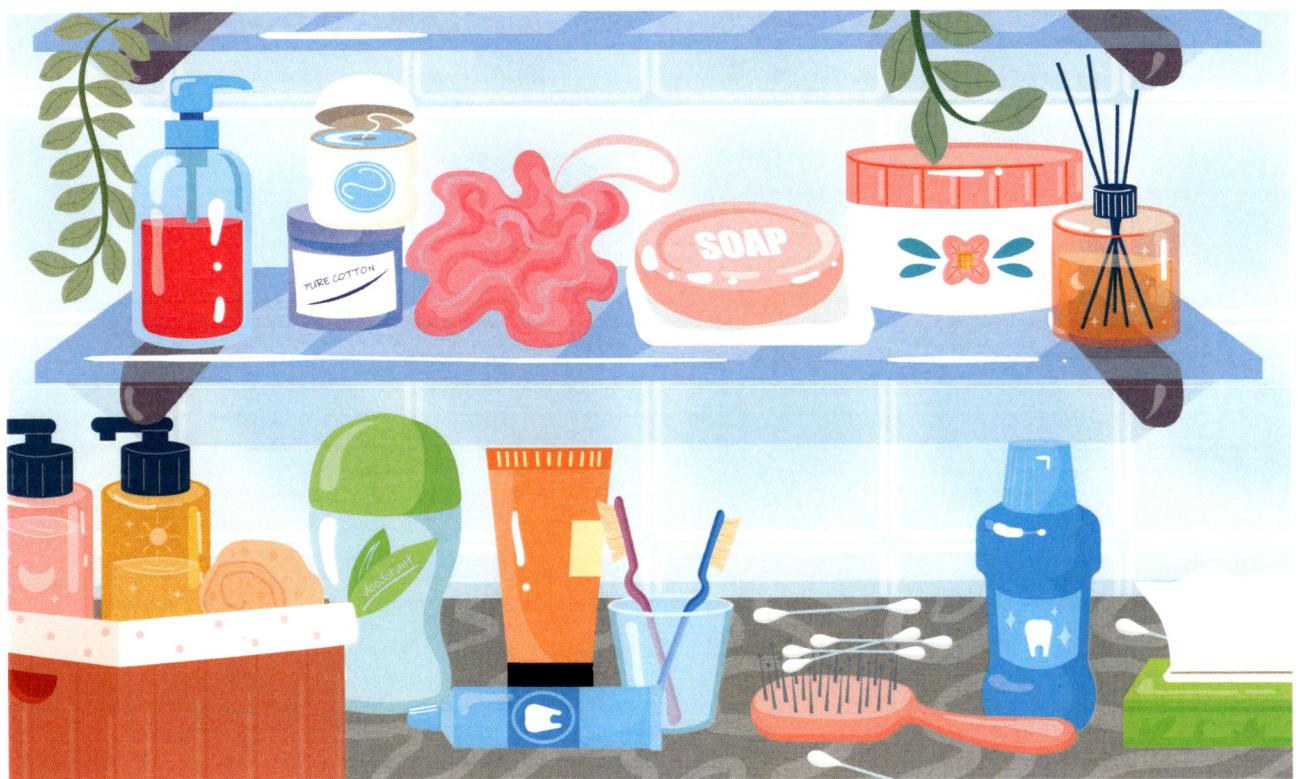

체스 대결

두 그림의 다른 부분 5곳을 찾아 동그라미 해보세요.

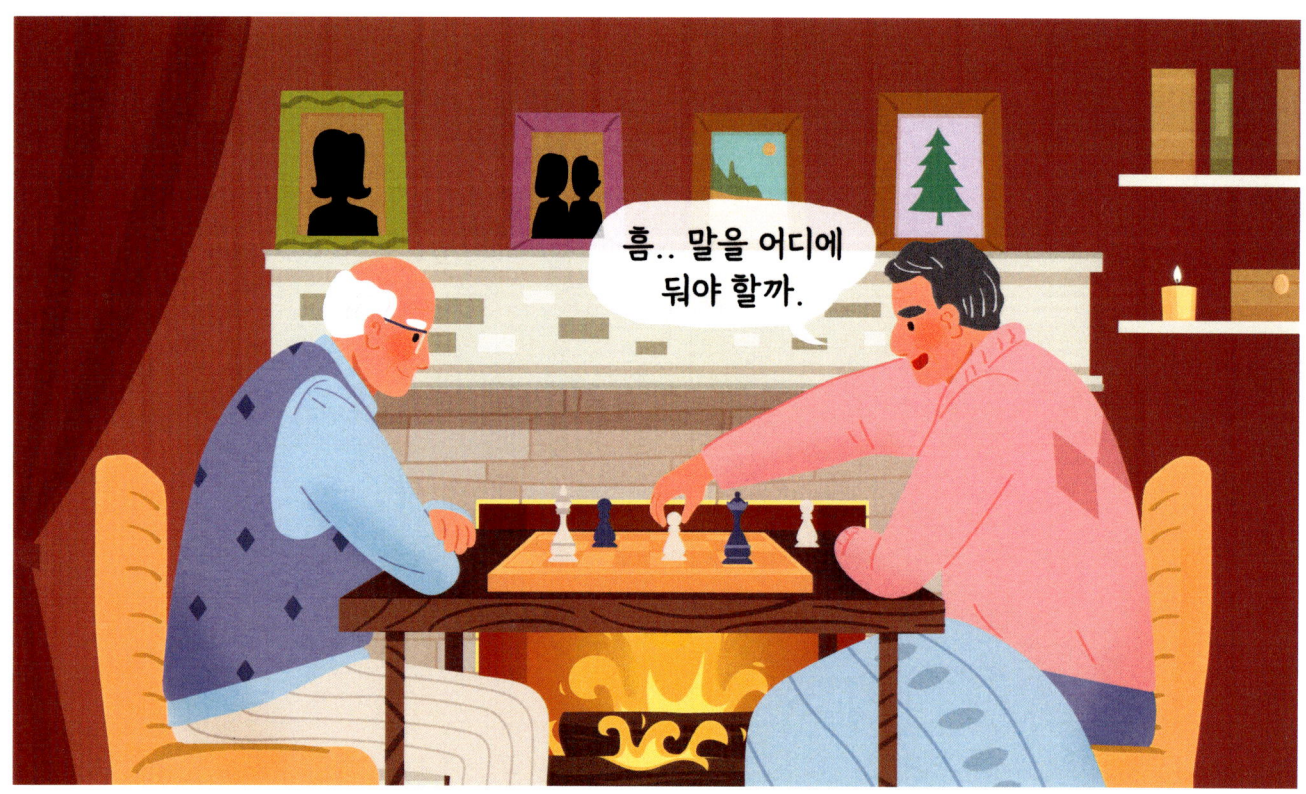

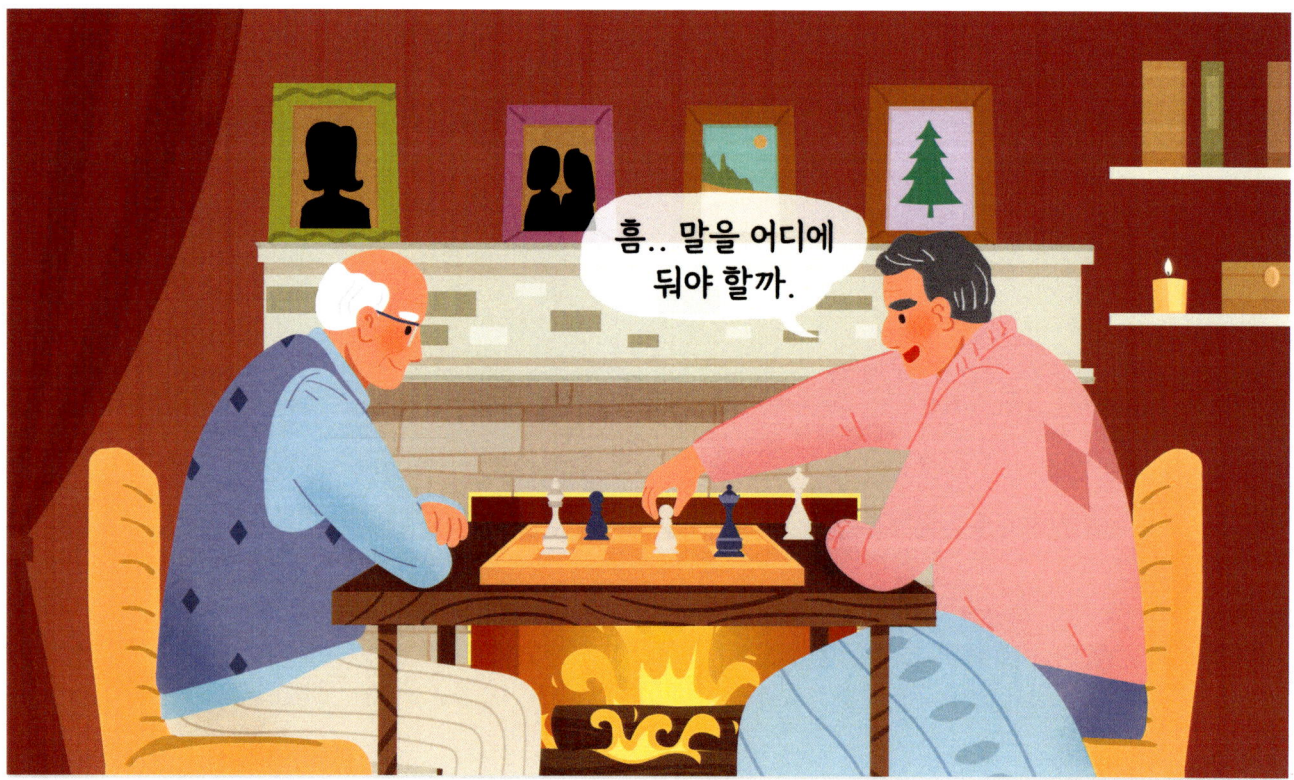

산불 조심

두 그림의 다른 부분 5곳을 찾아 동그라미 해보세요.

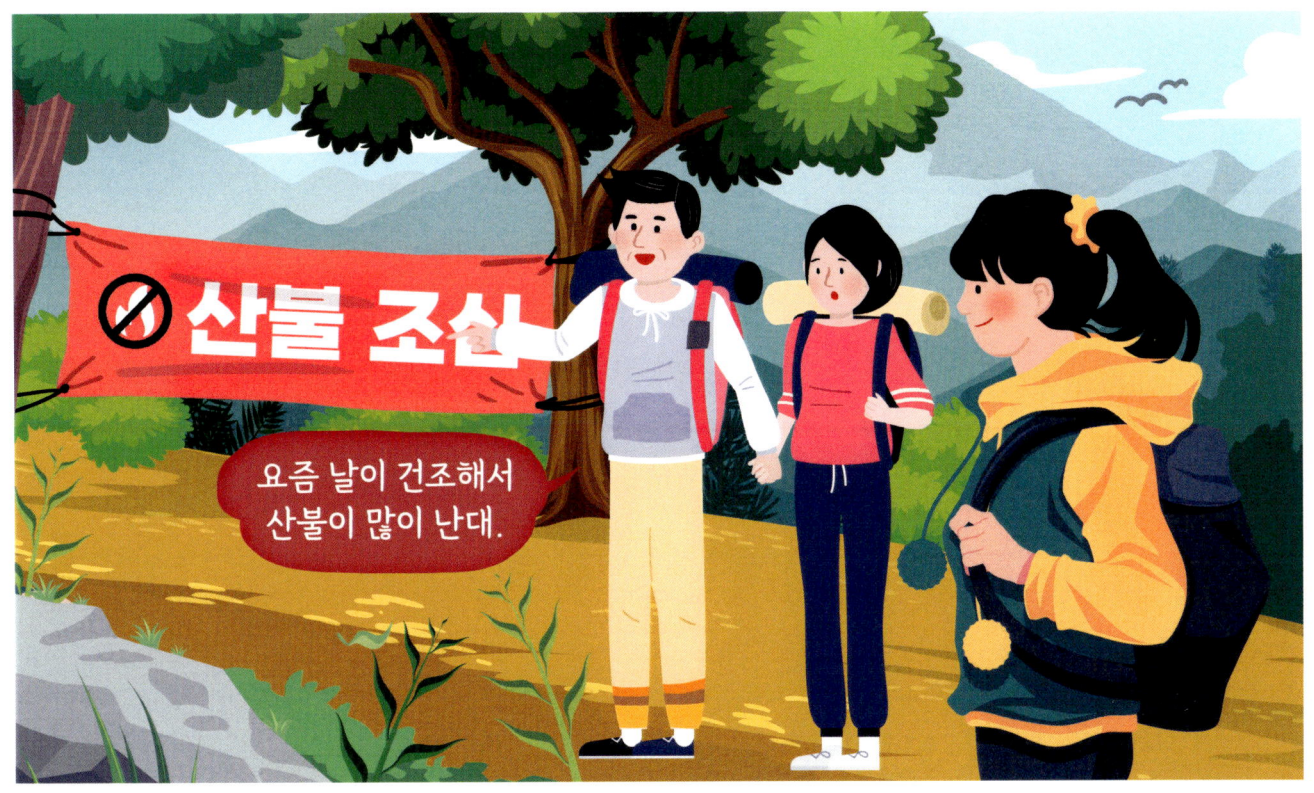

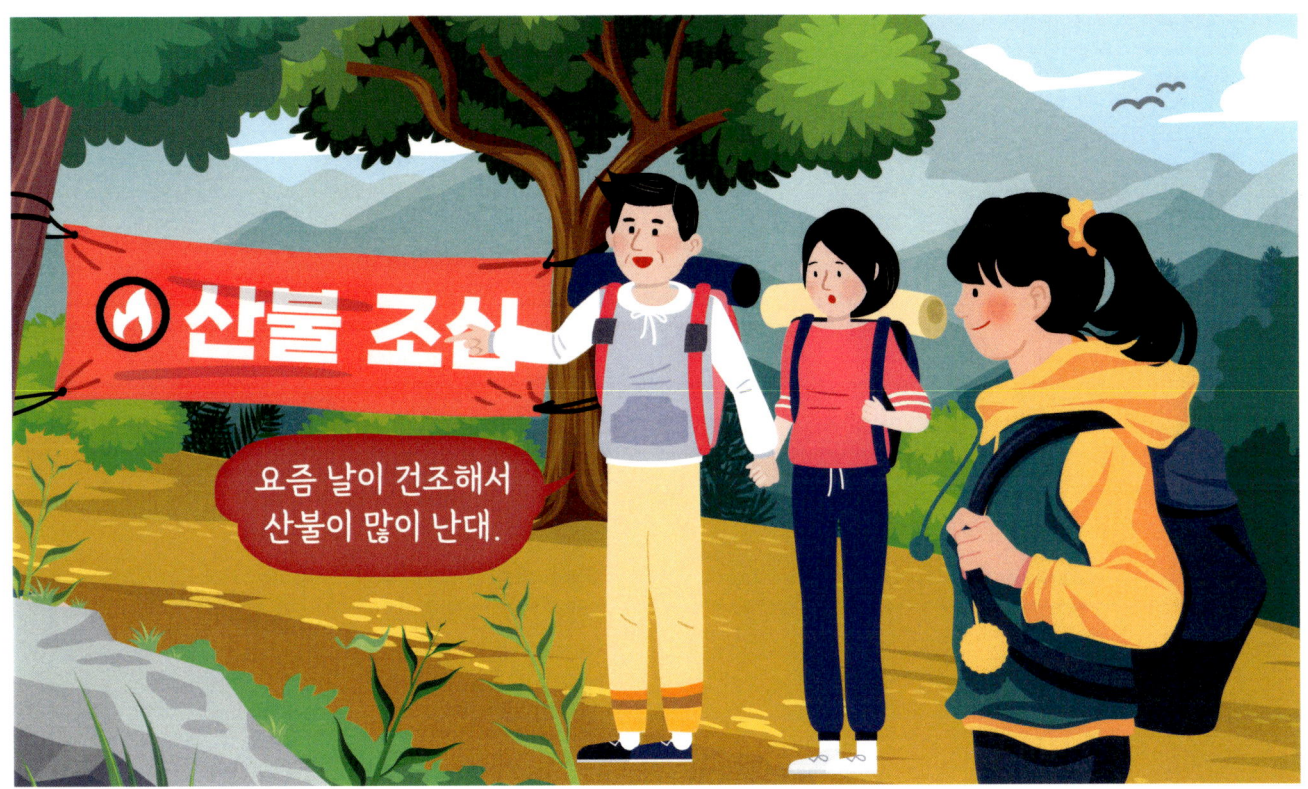

미용실

두 그림의 다른 부분 5곳을 찾아 동그라미 해보세요.

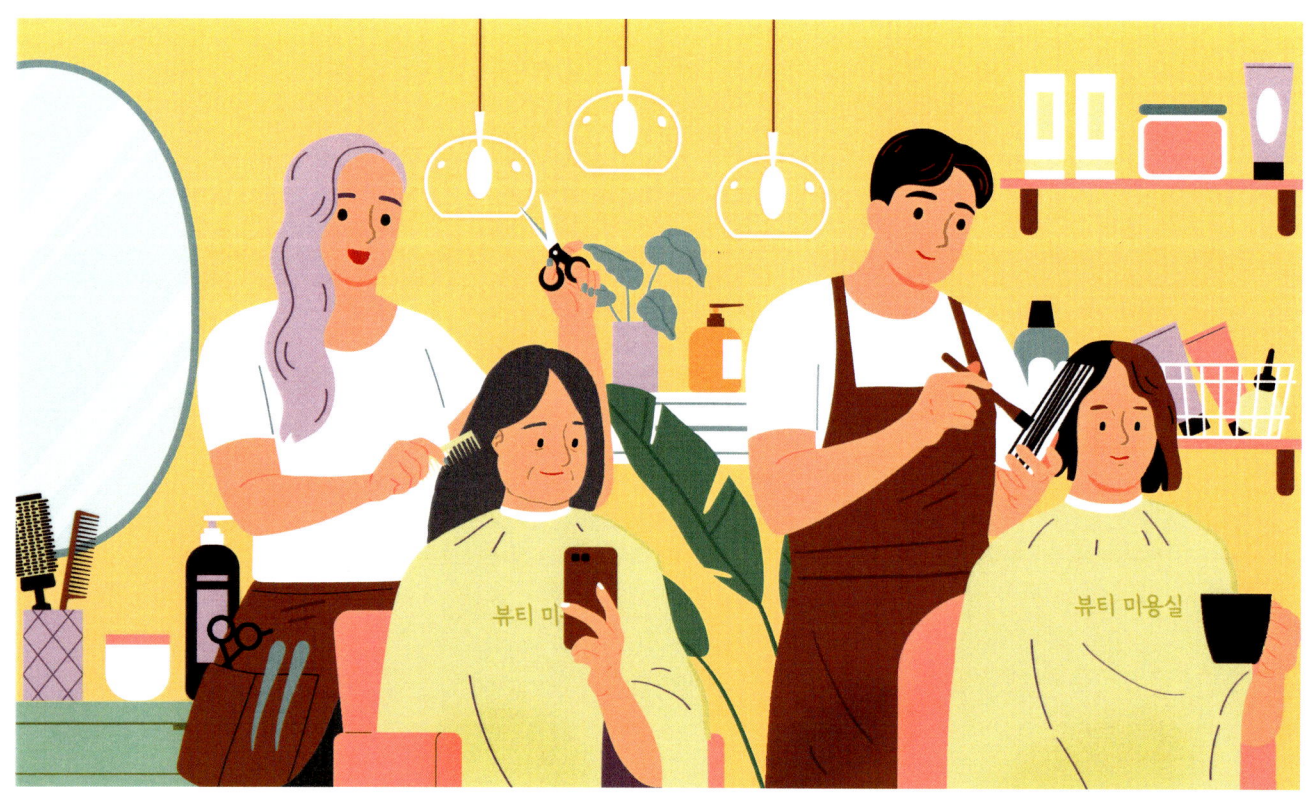

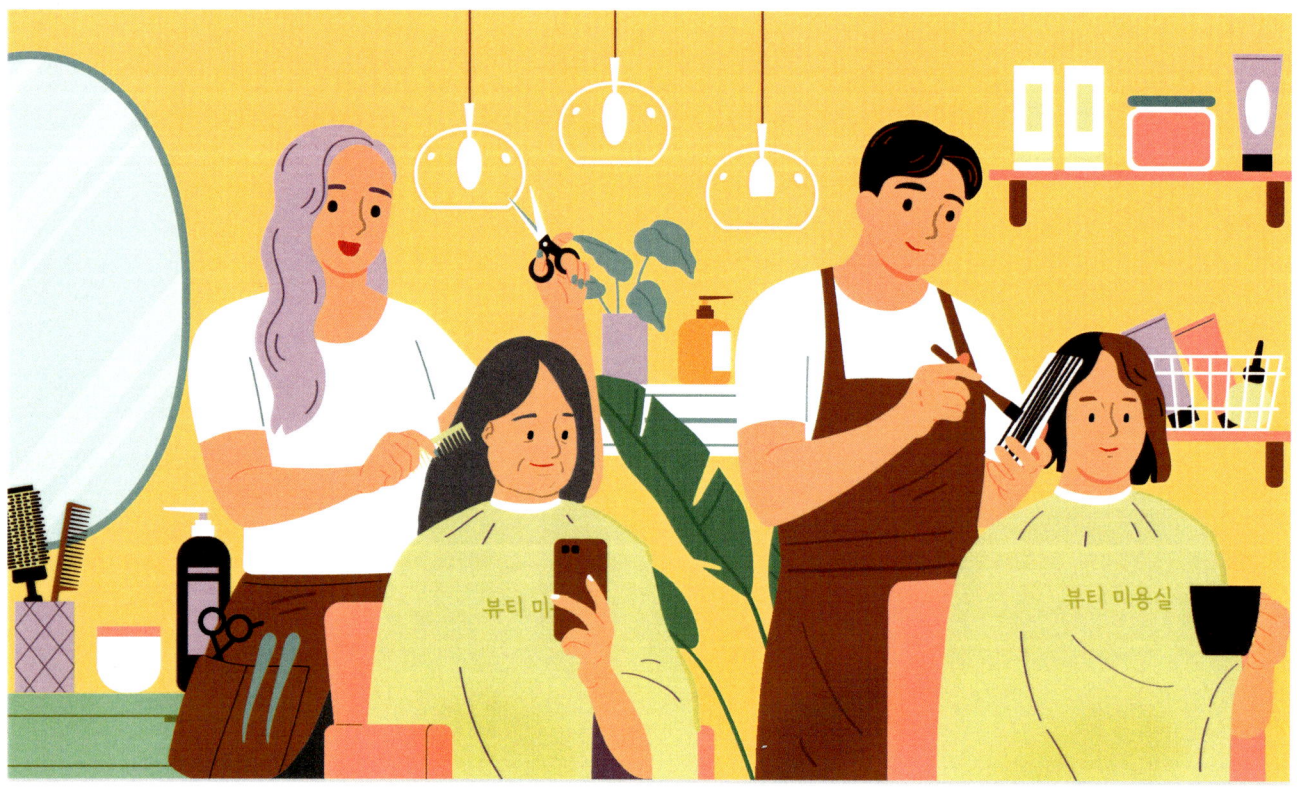

공원에서 1

그림을 잘 기억하고, 다음 장으로 넘어가세요.

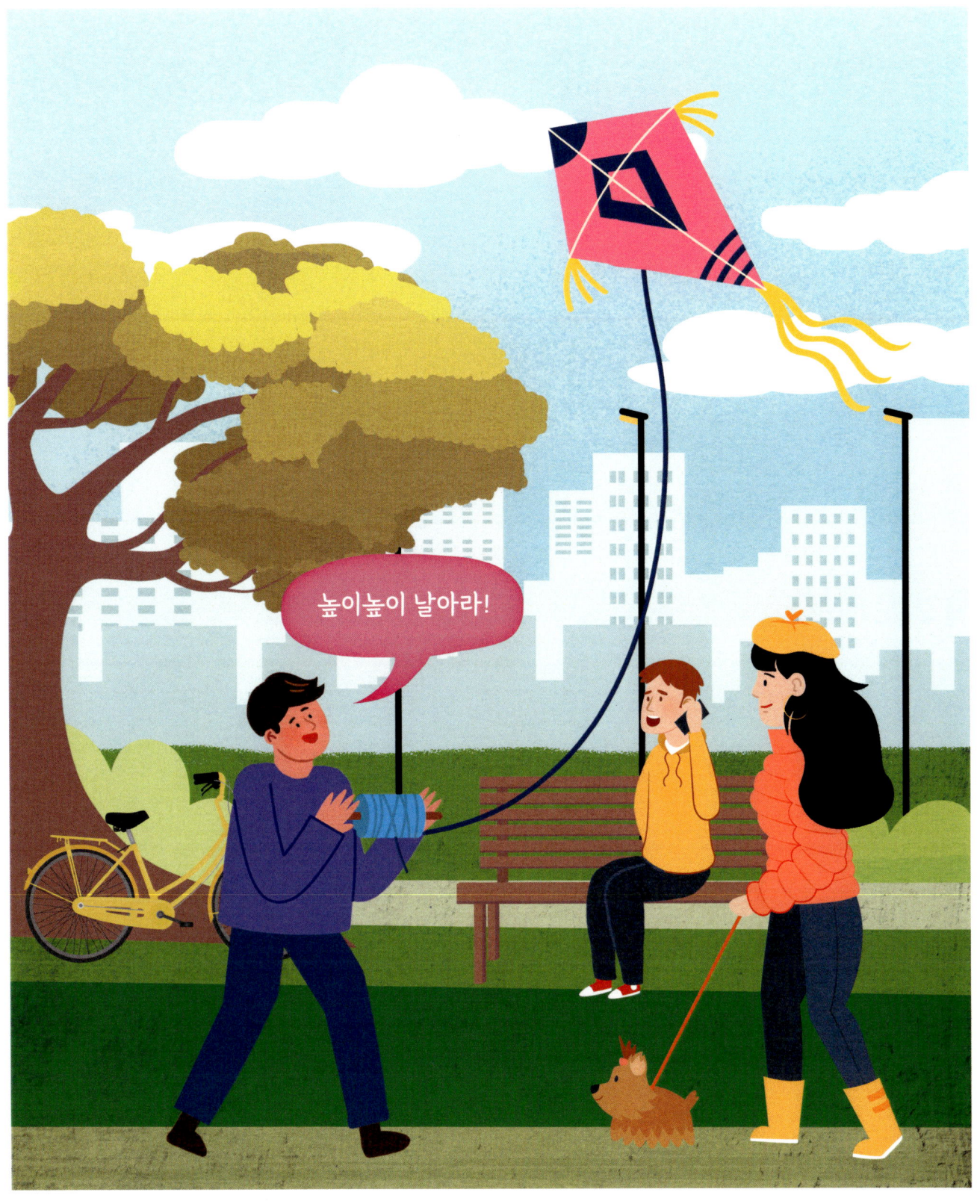

공원에서 2

앞 장을 잘 기억해 보고, 바뀐 모습 3곳을 찾아 동그라미 해보세요.

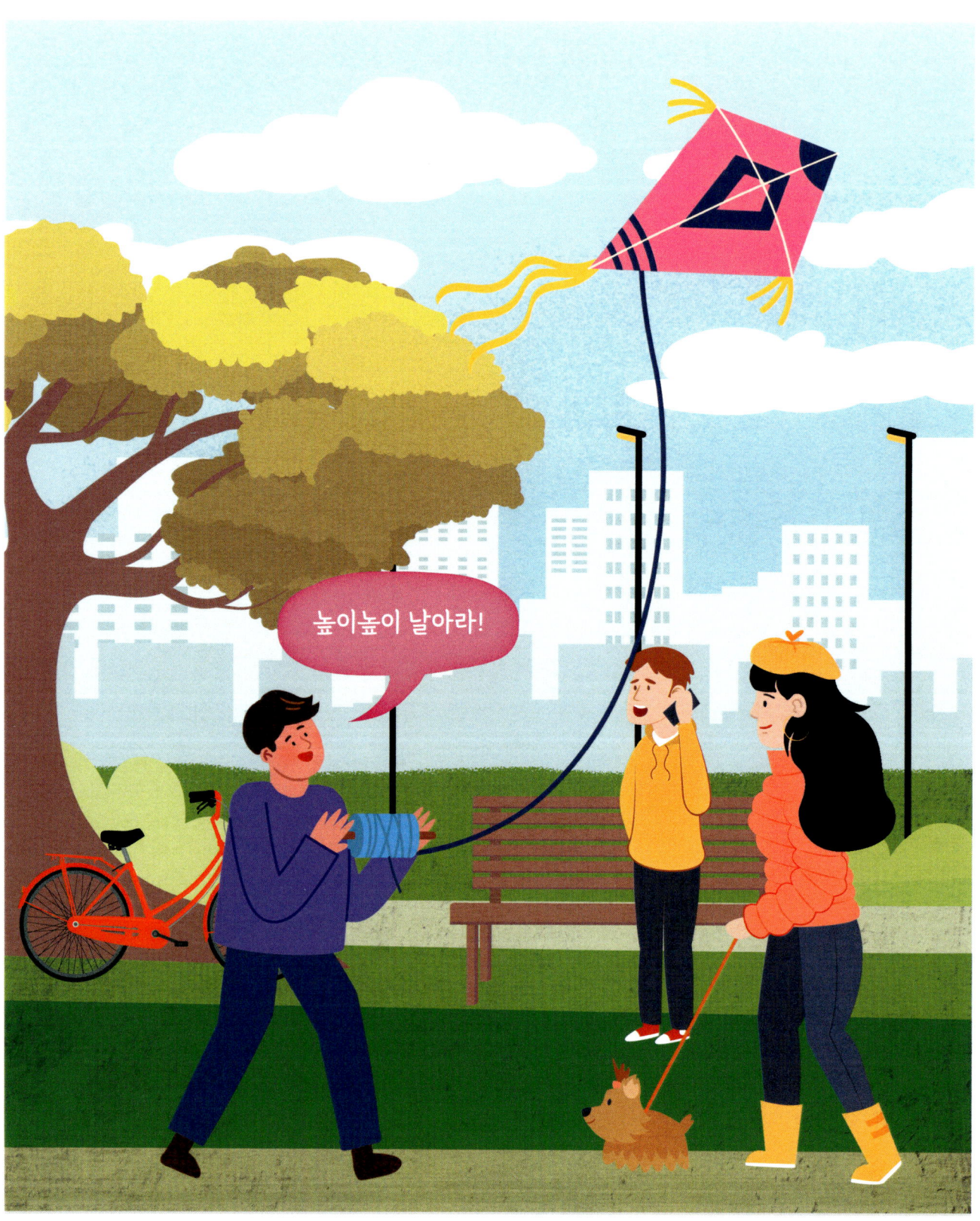

바둑판

두 그림의 다른 부분 5곳을 찾아 동그라미 해보세요.

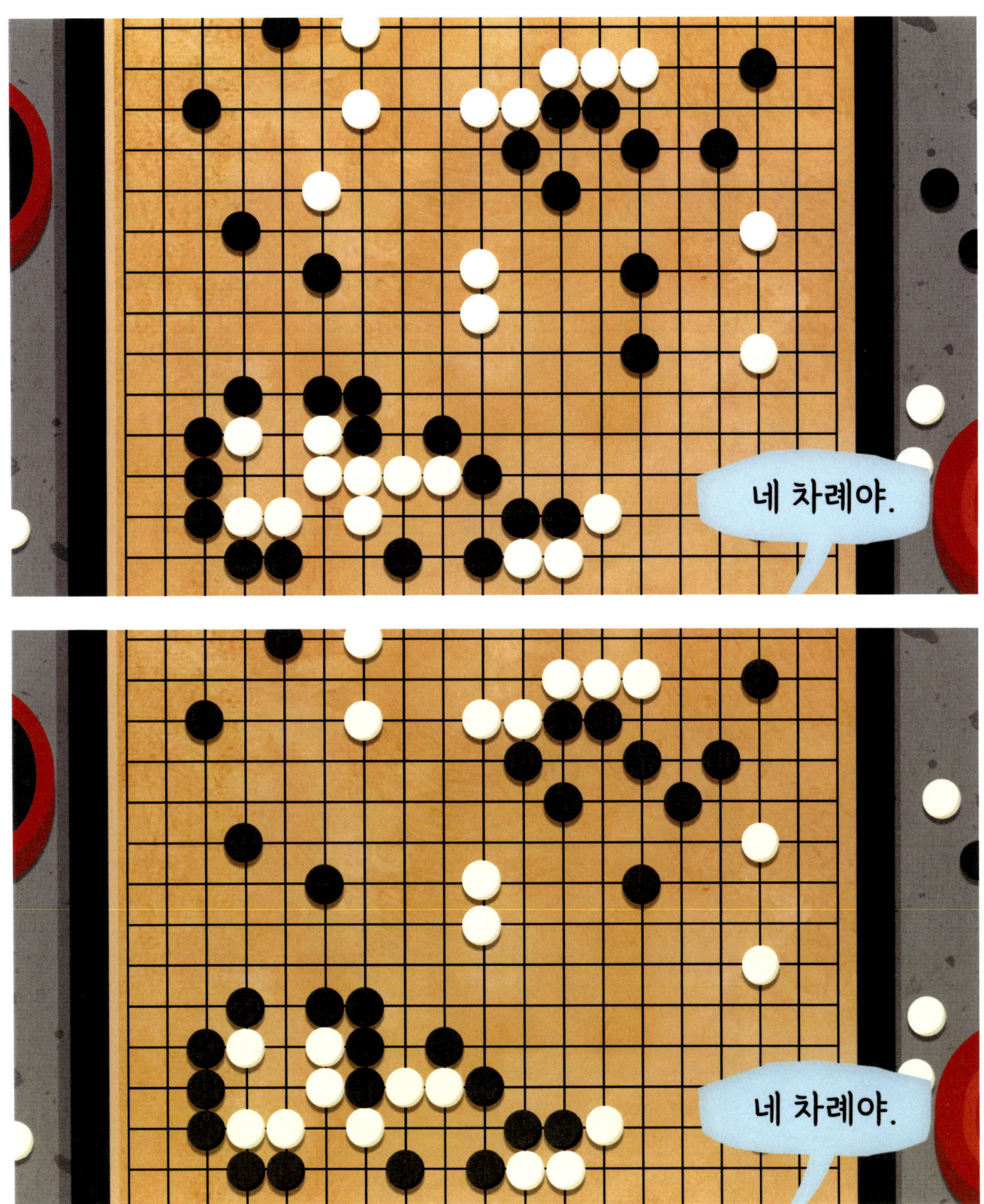

정답

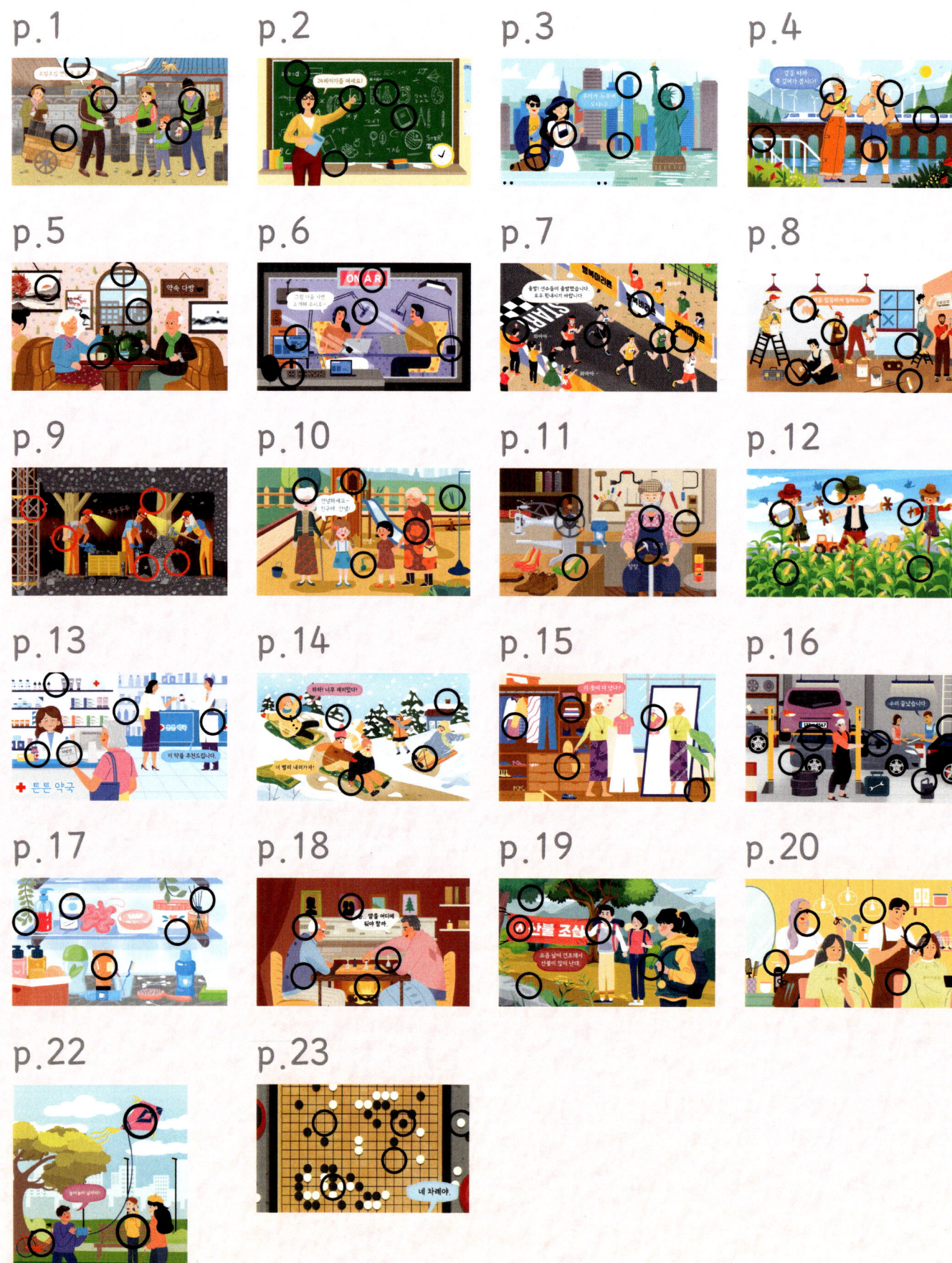